# 口《こう》臭《しゅう》道徳のすすめ

STOP!スメルハラスメント
大切な人間関係のために

デンタルサンタさっぽろ院長
歯科医師
坂本洋介

たま出版

身だしなみの三原則は、清潔・調和・機能ともいわれます。これも結局、見栄えの問題であり、第一印象がいかに大切かについて述べたものです。本書を通して、人の「におい」という不思議なものとは何か、そして自分では気づかない、においの対策を示してみました。ご自身でできるケアを中心に、多角的に指南してあります。

本書が、きっと皆さまのお役に立てると信じています。

# 目次

## 1章　本当は臭《くさ》い日本人？……9


匂《にお》いと臭い　10
臭う人　13
口臭の種類　15
虫歯と歯周病　18
歯周病は死の病を呼ぶ　20
キスしたくない口臭　25
キスの衝撃　29
物語のキス　32
キスの実践　34

体も臭う　37
臭《くさ》がる理由　41
口臭について　42
口臭のひどい友人や恋人には伝えよう　44
いやな口臭の臭いの特徴　46
私、臭いかも知れない〜自臭症　49
自臭症は思春期の若者、特に女性に多い　55

2章　歯周病が蔓延する日本人……61

歯科業界の闇　62
日本人の口は臭い！　64
欧米との環境・感じ方の違い　65
自分のマウスケアにお金を使わない日本人　68
歯並びを治さない日本人　70

歯周病以外の理由 71
アメリカは高い医療費に守られている？ 74
アジア人と欧米人の違い 75

3章 口臭について …… 77

食後のケアについて 78
舌苔《ぜったい》の汚れ 79
唾液の分泌と唾液腺マッサージ 81
サラサラの唾液とは 82
唾液の力 85
水分補給 87
ドライマウス 88
女性は特に注意が必要な症状 93
口呼吸 95

噛むことについて　96
姿勢が悪い人　97
腸漏れ　100
その他の疾患・症状　102
臭《にお》い玉　103
舌や口のエクササイズ　105
歯茎マッサージの効果　106
一般的な歯茎マッサージの実践　108
要介護高齢者の口腔ケア　112
介護口腔ケアのポイント　114

4章　臭《にお》いから匂いへ……119

間違ったケアをしていませんか？　120
歯科医師によって言っていることが違う？　121

このケア、間違っている？ 122
歯磨きの方法 125
ケアの道具 127
歯磨き剤やマウスウォッシュなど 131
歯磨き剤の成分は有効？ 危険？ 139
舌磨き 141
口臭チェッカー 144
口臭を悪化させる食べ物・飲み物 149
口臭予防できる飲食物 153
口臭を予防する食べ方 164
プロバイオティクス（バクテリアセラピー） 165
癒しを求めて 166
アロマセラピーのススメ 168
香りの種類 170
アロマセラピーの楽しみ方 173

目的に合った香り 175
アロマセラピーの目的 176
その他のセラピー 178
匂いのある幸福な人生を 180
食事を楽しもう 181
情報に振り回されないで 183

あとがきに代えて …… 186

参考文献 …… 189

# 1章

# 本当は臭《くさ》い日本人？

## ▼匂《にお》いと臭《にお》い

「におい」はあなたの人生そのものです。大げさに聞こえるかもしれませんが、あなたの生活で何に触れたか、人生の中で何が起きているのか、習慣や仕草など、それらのすべてがあなたの体から「におい」として現われているのです。

そのことで周囲の人はあなたを感じ、尊敬したり関心を持ったり魅力的に感じたりします。もちろん、いやな臭いであれば、嫌いになったり避けたくなったり病気ではないかと心配することもあるでしょう。

**いやな臭いがすれば、多くの人に避けられる傾向があります。**どうしても付き合わなくてはいけない場合は、相手は我慢を必要とするものになるでしょう。悪臭を放つ本人は、他人にどう思われたって構わないとか、自分が大切に思う人だけに好かれればそれでいいと考えることもあるかもしれません。

しかし、そう思ってケアを怠ればその人のにおいは配慮の足らないものになり、自ら変えない限りそれが持続します。今すぐケアしないことで、途切れなく連続的にいやな臭いを放つようになってしまいます。

人間の感覚のいくつかがそうであるように、においも日常的に嗅いでいると気にならなくなります。自分のにおいは自分では気づくことができないのです。家族など親しい人も、臭いとわかっていれば顔を背けたり離れて話したりすることで衝突を避け、日常生活に困らないようなんとか工夫して生活しているものです。そのため、生活している家族は臭いと思っていてもケアを指摘するということがありません。

人生は、人間関係をうまく保てるかどうかで満足度が変わります。話しかけた瞬間に顔を背けていた人たちは、本来ならば、どこかで素敵な友人を紹介してくれていたかもしれません。

人は「この人は臭《くさ》い」と認識した人と再び接触しなければならないとき、怖いもの見たさのような気分で窺《うかが》うようににおいを確認してしまいます。

「この前臭かったけれど、今日も臭いだろうか」

たとえ前回よりも幾分かマシになっていたとしても、臭さの個性を嗅ぎつけ「そうそう、この臭いだった。この人はこんな臭いの人だった」と確信して避けるようになってしまいます。

「臭」という漢字は、犬の鼻を正面から見た形からつくられたとされています。それまでにもあったいい香りを指す「香」に対して、いやな臭いを指す文字です。

それに対して「匂」は、「におう」として、それまであった言葉に漢字をあてはめたものです。「におう」は、色彩の豊かさを指す言葉から、転じて香りに用いられるようになりました。ですから、「臭」はいやなにおいを指し、「匂」はバラエティー豊かな、広い範囲のにおいを指します。

いやな臭いを嗅いだ人は、それを発している人に対して意地悪をされているような気分になっていくでしょう。互いにより良い人生を生きるために、においをケアすることは大切なことのひとつだといえます。あなたのにおいは、あなたのこれまでの人生を表わし、そしてこれからの人生を変えていくものです。好かれようが嫌われようが関係ない、なんてことは言わずに、もっと人生を楽しいものにしませんか。素のままのあなたを、多くの人たちが歓迎してくれるはずです。**においを制するものは人生を制することでしょう。**

## ▼臭う人

株式会社マンダムの調査によると、人は相手の見た目の欠点よりも、においのほうが気になるようです。相手のにおいに問題を感じた人のうち、体臭は67.1％、口臭は60.2％が相手に直してほしいと感じています。見た目は簡単には直せないけれど、においは何とかなるだろうと考えるからでしょう。

においは赤の他人には指摘が容易ではなく、臭《くさ》い人は無自覚な加害者となり、仕事も人間関係もうまくいかなくなります。俺はこんなにがんばっているのに、どうしてこんな目に遭うんだ……と、悲劇のように嘆くことになりますが、要は口が臭いだけのことなのです。

しかし、人の口の臭さはどうにも我慢のできないことがあります。本能にガツンと突き刺さってくるような**強い口臭では、会話の中身が入って来ません。**自分がお客様の立場ならば、なぜこんなに臭い思いをしてお金を払わないといけないんだ、と思うこともあるでしょう。**スメルハラスメント**という言葉が聞かれますが、これはいやな臭いで周囲を不快にさせている人のことを指します。自覚を促そうにも注意しにくいし、ビジネスシーンにおいては高齢で上役の場合もあるため、我慢するしかないこともあります。

鼻から入ってきたにおいは、感情や記憶を司る大脳辺縁系へと入ります。そのため、五感のうちでにおいは特に感情と記憶に働きかけるのです。さらににおいは、他のにおいに例えるにはうまく表現できません。音にも絵にもできないし、言葉にもしづらいところがあります。におい自体をうまく論理的に表現できないことも、感情的な反応が強くなる理由です。

**においは人間関係の全般、モテ要素にも関わってきますし、健康問題であれば放置することは危険です。**

においを香料でカバーするマスキングという方法もあります。多くの商品があることから、効果には社会的な信頼があります。いい香りに心理などへの好影響があるため、ひとつの対策案として考えておいてよいでしょう。

昨今は、化学物質過敏症などの症状を抱えて暮らしている方もいらっしゃいます。おもに住宅の壁紙の接着剤などに使用されたホルムアルデヒドなどから体質が変わってしまい、わずかな香水や薬品、香りの強い柔軟剤などのにおいを感じると、体中に炎症反応が出てしまうのです。**一時的なマスキングは、病的口臭の根本解決にならないだけでなく、周囲への、また別の迷惑の原因になるかもしれません。**

## ▼口臭の種類

体臭の種類などはこの後も折を見て説明していくとして、ひとまず虫歯や歯周病について説明させてください。

口臭の原因には大きく三つ、当たり前ににおう**生理的口臭**と**仮性口臭**、ケアしたほうがいい**病的口臭**があります。

生理的口臭には、起床時の口臭や空腹時の口臭、緊張したときに臭う口臭、女性ホルモンのバランス変化による妊娠・月経時の口臭、食べたものや嗜好品による口臭など、おもに五つあります。

仮性口臭と呼ばれるものは、口臭で悩んでいるがそれほど強い口臭ではないケースです。歯科に来て専門の機械を使って調べてみても、それほどひどくはありません。思い込んで勝手に一人で悩んでいる状態を言います。このような形で口臭を気にする人は、女性でよく気がつく人が多いと言われています。そのため、周りの自分を見る態度や様子が気になってしまうのでしょう。

巷では、最近ＨＳＰ「些細なことに敏感に反応する人」というのが注目を集めています。このような人も、口臭を気にし過ぎる性格の持ち主と言えるでしょう。**ＨＳＰの人は、物事を深く考え、過剰に刺激を受けようとしてしまいます。**共感力が高く、感情反応が速いことが特徴です。周りの人や物、出来事の些細な違いによく気がつく人のことを言います。ＨＳＰの人たちは、その性格上、過剰に口臭に反応してしまう特性もありますが、逆にほんのわずかな唾液の違和感にも気づくため、口の中の重症化を防ぐこともできます。口の中がカラカラしたりヒリヒリしたりするという症状は、唾液の分泌量が低下しているということで、口の中のネバネバは、唾液環流が低下している時の感覚です。酸っぱい、もしくは苦く感じるのは唾液の中和能力が下がっている状態です。口の中の感覚がちょっとヘンだ、と訴えて来院される方は、この些細な違いによく気がつく敏感な方が多いように感じます。

病的口臭には、口の中や耳鼻咽喉科の病気、体の病気、その他に心の問題があります。病的口臭のうち、口の中の問題としては、歯垢による口臭、虫歯による口臭、歯槽膿漏に

**■口臭（臭気）の分類**

| | |
|---|---|
| 生理的口臭 | **一般的な生理的口臭**<br>加齢性口臭、起床時口臭、空腹時口臭、緊張時口臭、疲労時口臭など |
| | **ホルモンの変調などに起因する生理的口臭**<br>妊娠時口臭、月経時口臭、思春期口臭、更年期口臭など |
| | **嗜好物・飲食物・薬物による生理的口臭**<br>ニンニク、アルコール、薬物（活性型ビタミン剤）など |
| 病的（器質的・身体的）口臭 | **歯科口腔領域の疾患**<br>歯周炎、特殊な歯肉炎、口腔粘膜の炎症、舌苔《ぜったい》、悪性腫瘍など |
| | **耳鼻咽喉科領域の疾患**<br>副鼻腔炎、咽頭・喉頭の炎症、悪性腫瘍など |
| | **全身（内科）疾患**<br>糖尿病（アセトン臭）、肝疾患（アミン臭）、腎疾患（アンモニア臭）など |

出典：内田安信　東京医科大学

よる口臭、ブリッジや入れ歯からの口臭、舌苔《ぜったい》からの口臭があります。のどや鼻の内部に炎症がある場合も、膿や血の臭いが吐く息に混じることがあります。

体の病気が原因のものは、代謝系疾患による口臭、消化器系疾患による口臭、呼吸器系疾患による口臭が主ですが、他にもあります。

ストレスから口の中の環境は変わってしまうため、心に問題がある人も口臭がすることがあります。また、過剰に気になりすぎる原因が心の問題であることもあります。

## ▼虫歯と歯周病

ひどい口臭と言えば、まず虫歯か歯周病を疑う必要があります。

虫歯は、専門的には「う歯」とか「う蝕《しょく》」とも呼ばれ、温泉のような硫黄の臭いがすることがあり、ひどくなると歯茎の下まで菌が増えていることがあります。

食べかすや口の中に普段からいる常在菌が溜まってくると、プラークという塊になります。プラークとは、歯の間にあるベトっとした白いアレです。プラークのほとんどは水分ですが、物質の7割は細菌です。残りは細菌の代謝物と考えてよいでしょう。

プラークと歯垢は同じです。プラークが集合体となり、バイオフィルムがつくられます。これは、何層にも重なり合う形状からそう呼ばれています。顕微鏡で見ると、排水溝のヌルヌルと同じ構造になっています。

プラークの中にいる菌の数は、1ミリグラムあたり数億から数兆個ほどと言われており、大便よりも細菌の濃度が高いことが知られています。

ここで間違わないでいただきたいのは、健康な人の口の中にも700種類、2千億個ほどの細菌が常にいるのです。私たちの口の中はいつも菌とカビだらけといえます。それでも普段は悪さをしていないため、問題はありません。

虫歯は次のように進行します。

まず、食事の後8時間ほどでプラークの生成が始まり、やがてプラークがカルシウムを取り込んで石灰化すると歯石になります。するとそのざらざらした表面にさらにプラークがこびりつきやすくなり、どんどん厚くなっていきます。

虫歯を起こすグラム陽性菌には、特に厄介なミュータンス連鎖球菌があり、砂糖を餌に、水に溶けないねばねばしたグルカンをつくり出します。無傷の歯にくっついて酸を出し、虫歯にしてしまうのです。このとき、何らかの理由により唾液の持つ浄化能力が働かないと、すぐに虫歯が進行していきます。

歯周病も同様に、口の中にこびりついて強力な炎症性物質を分泌するので、歯間・歯肉・歯周に炎症が起き、痛みや出血を起こします。歯と歯茎（歯肉）の間に歯周ポケットとよばれる深い溝ができ、ここで歯周病菌はどんどん繁殖していきます。

歯周病は、虫歯とは別のグラム陰性菌により引き起こされます。歯周病菌は酸素に弱いことが多く、こういった狭い場所に潜り込むのです。歯周ポケットの溝に入り込むので、ブラシで磨いても取り除くことができません。

歯周病の臭いはP（ペリオ）臭と呼ばれます。細菌が出すガスですが、菌が多種なのでいろいろな臭いがします。間違いなくどれも猛烈に臭いものです。さらに、歯周ポケットからの出血、排膿により、口臭がきつくなっていきます。

歯周病の進行は、歯肉炎として歯肉が腫れていき、やがて歯周炎となり、出血を伴って歯槽骨にも炎症が広がっていきます。歯槽膿漏（歯周病）がより深刻になるころには、骨を溶かし始めるようになります。

## ▼歯周病は死の病を呼ぶ

人間の体は、消化器官を中心に考えると1本の管であり、ゴムホースのような構造をしています。口から消化管を経て肛門までの一本道の中は、体外とみなすこともできるのです。ですから、口の中や腸にどんなに菌がいたとしても、本来の意味での体内は無菌状態を保っているともいえます。

しかし、このような虫歯や歯周病の炎症により、菌は口の中から容易に体内に侵入して血液に乗り、全身を巡ることができます。

また、歯周炎が起こっている病巣では、免疫細胞が菌と戦うためサイトカインをつくり出します。サイトカインは、本来、私たちの身を守る大切なものですが、多すぎると歯周組織まで破壊することになり、炎症がひどくなります。ですが、歯科医師の適切な歯周病の処置さえ受ければすぐに元に戻るので、心配はいりません。

その他に、アルツハイマーの原因のひとつとして、歯周病菌のジンジバリス菌がつくり出すＬＰＳ（リポ多糖）という毒素が疑われています。アルツハイマーを発症し、亡くなった方から高濃度で検出された報告があり、注意が必要です。さらに、この毒素により肝臓に脂肪がつきやすくなり、大食でなくとも太りやすくなります。

肝臓は、歯周病によって肝炎を起こす可能性もあります。非アルコール性肝炎（ＮＡＳＨ）の患者さんに歯周病の治療をほどこすと、ＡＬＴやＡＳＴの値が下がってきます。健康診断の血液検査でも目にするこれらの値は、肝細胞が破壊されると血液中に漏れ出てくる酵素のことです。肝炎の原因は他にもありますが、歯周病との関連が疑われています。

ここで、私のＰＬＳ理論について述べさせていただきます。

かつて、虫歯の原因は「カイスの輪」と呼ばれ、歯、細菌、食べ物という三つの条件の重なり部が問題であると考えられてきました。しかし、これはミクロ的な見方であり、これだけで虫歯の原因を追及するのはナンセンス（不充分）です。なぜなら、現代は生活環境が以前よりも複雑多岐になってきているからです。

カイスの輪を取り巻く大きな三つの条件、それは次の通りです。

1　Ｐ　Ｐｅｒｓｏｎａｌｉｔｙ（性格）

2　Ｌ　Ｌｉｆｅ（暮し向き）

3　Ｓ　Ｓｔｒｅｓｓ（ストレス）

この三条件を無視してカイスの輪の理論を振り回し、「甘いものは食べないで、歯は完璧に磨きましょう」というような強圧的な指導は、その人の生き方を考慮に入れない単なる押し付けになります。患者さんは、ただ歯と歯ぐきを守るためにびくびくしながらものを食べるだけ。これでは本来の食べる楽しみがなくなってしまいます。これでは、やたらにストレスがたまるだけの日常になってしまいます。

したがって、**一人一人の患者さんのＰ・Ｌ・Ｓに合わせた指導が求められます。**さらに

**カイスの輪**　　**坂本のPLS理論**

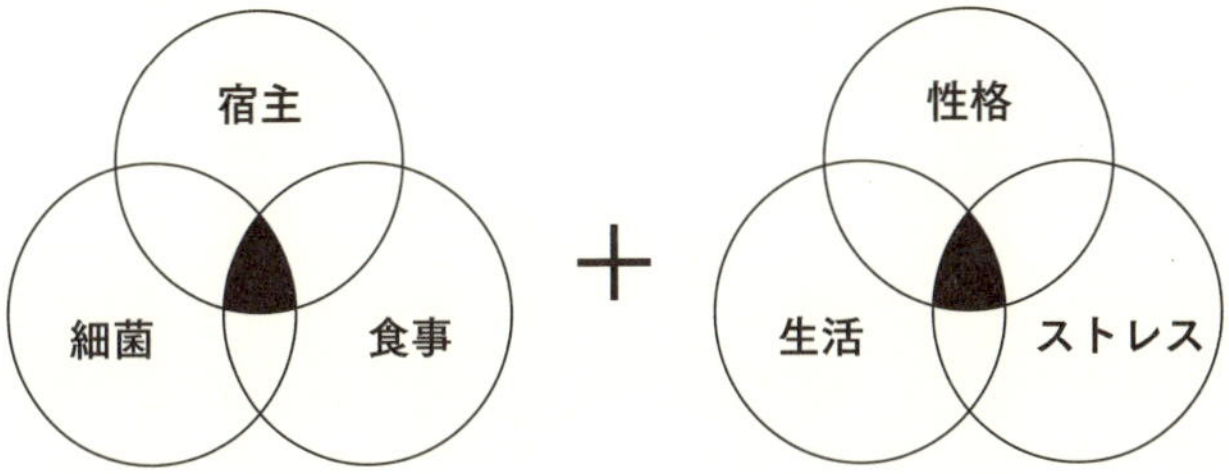


虫歯の原因は宿主（人間）、細菌、食事の3つであると論じられているが、宿主の努力や生活には触れられていない。

虫歯は宿主（人間）自身のきちょう面な性格や規則正しい生活、ストレスコントロールによってなくすことができる。

いえば、歯科医は患者さんの数だけ指導方法を用意することを考えるべきなのかもしれません。

高血圧の状態で歯周病になると、さまざまな生活習慣病が悪化しやすいため、病気が重症化してしまいます。特に、糖尿病は引き起こす原因にも悪化にも関与が疑われています。

さらに、母体への影響もあり、早産や不妊への影響もあると恐れられています。

怖いことを言って申し訳ないのですが、遺伝子に突然変異を起こし、ガン化を誘発している可能性もあります。口の中の硝酸が常在菌に分解され、ニトロリアミンという発がん性物質をつくっているからです。

ハーバード大学の研究では、歯周病の男性は他の人と比べて64%もすい臓がんのリスクが高いとの結果が出ています。また、他の研究では、大腸ガンの組織からフソバクテリウムという歯周病菌が正常の415倍も検出された報告もあります。亡くなられた方の大腸ガン組織からは、本人由来の歯周病菌が高い確率で発見されています。

ちなみに、歯を失うと老けて見られやすくなり、寿命が短くなる傾向があるようです。老けて見られることで老いを自覚するからではないかと言われています。

以上、歯周病菌は想像以上に恐ろしいものだということがご理解いただけたでしょうか。

虫歯菌は、おもに親から感染すると言われています。赤ちゃんが生まれた時には、口の中に虫歯を引き起こす細菌はいません。**生後19ヶ月までに感染することが多く**、この時期を感染の窓と呼びます。ですから、親は子供に菌を移さないよう気をつけたほうがいいでしょう。

**歯周病菌は、夫婦のキスで感染する**というのが定説です。人とキスをすれば、普通に菌を交換することになります。その時、ひどい口臭がする人はできるだけ避けたいのは当然と言えるでしょう。ただ不快なだけでなく、重大な病気の原因を持っているのです。結婚したくない相手でもあります。

## ▼キスしたくない口臭

キスと言えば、人間関係においてひどい口臭の人としたくないものがキスではないでしょうか。口臭がひどいからといってキスできないことはとても悲しいことなのですが、だからといってひどい口臭の相手とあなたはキスを我慢できるでしょうか。

本書では、キスをいやがられない口臭レベルへとあなたを導いていくつもりです。

そもそも、キスとは何でしょうか。愛するパートナーと唇を重ねあわせることが、どうしてそんなにも貴重で尊いことなのでしょうか。

好きな人の唇は、ことさら魅力的な形をしているように感じます。上下に分かれた粘膜の入り口、ここは解剖学的には口裂《こうれつ》と呼ばれます。唇にはさまざまな形がありますが、おもに赤唇《せきしん》と呼ばれる肌色ではない部分を指します。ふくよかな赤唇から細く左右に広がる部分は赤唇縁《せきしんえん》と呼ばれます。

唇には理にかなった機能があり、赤ちゃんの唇はすぼまっていてお乳を吸うのに適した形をしています。また、唇は他者への性的アピールにも役立ちます。男性は、女性の唇に性器の、胸にはお尻の面影を感じることがあります。

「人間は失った自分の片割れを探し求め、元のひとつの体に戻ろうとしている」

これは、ギリシャの哲学者プラトンが書いた『饗宴』に出てくる言葉で、劇作家アリストパネスが、愛とは何かについて考察したものです。ちなみに、アリストパネスは皮肉や風刺を得意とした実在の喜劇作家です。

彼によれば、人間は本来、頭ふたつ手足4本ずつのひとつの体だった。しかし、神をしのぐほど勢力を伸ばしてしまったため、2つの体に分けられてしまった。寂しくてたまら

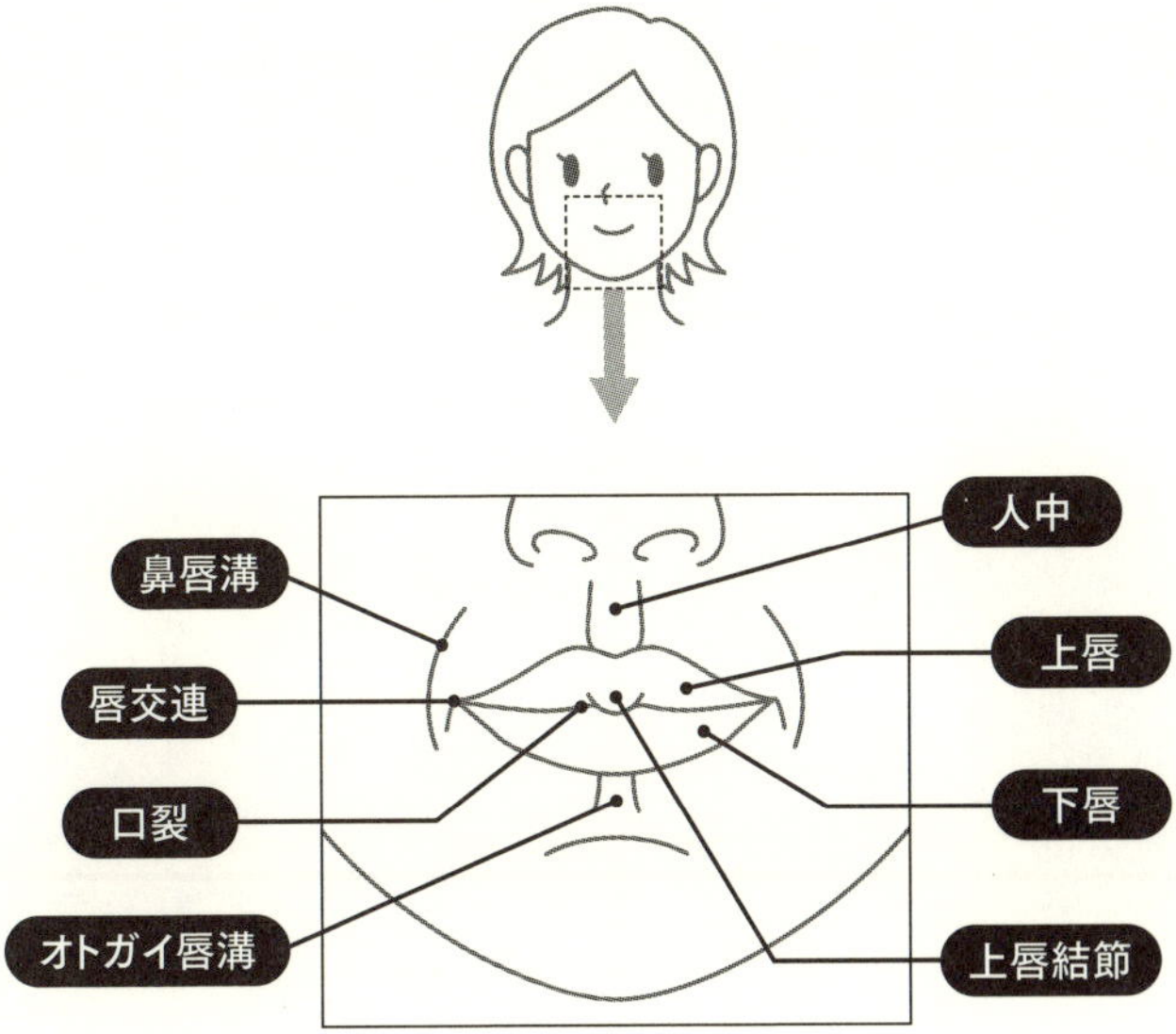

人中
鼻唇溝
上唇
唇交連
口裂
下唇
オトガイ唇溝
上唇結節

なくなった人間は、切り分けられた半身ともう一度一緒になりたいと強く請うようになった、というのです。人間の愛には、神の愛のような慈愛に満ちたものだけではなく、ときに滑稽なほど求め合う必死な恋や性欲も含まれます。アリストパネスは、人間の本質に摩訶不思議な解説をしてみせたのです。

確かに、性を楽しむことは親や学校で学ぶものではありません。それでも動物は、自然と恋をしてきました。そうでなければ、私たちはここにいないでしょう。しかし、直接子供を妊娠させるわけでもないキスをなぜ人間はしたがるのか、不思議です。

キスの起源は、西洋では聖書のアダムとイブに遡るとされます。蛇にそそのかされて知恵の実を食べてしまった二人は、キスの喜びに目覚めてしまったというのです。その他、砂漠のような場所では効率よく塩を摂るためであるとか、息を取り交わし生命を感じるためだとか、相手の存在をよりはっきりと確認するためとも言われています。

キスの起源ははっきりしないのですが、それがわかりづらいのは、その役割が多いからでもあります。生まれた者への祝福や死者への別れ、再会の喜びや感激を伝えるためでもあります。恋人たちにとっては、ご褒美のキス、目覚めのキス、記念日のキス、仲直りのキスと、恋愛を彩るものです。その他に、鼻を擦り付けるエスキモー・キスなどもあります。

有名な動物行動学者であるジェーン・グドールによれば、人間の他にもキスをする動物はたくさんいますが、多様な意味を持ったコミュニケーション上のキスをするのは人間とチンパンジーだけだそうです。

## ▼キスの衝撃

キスをするときには、お互いの口の中の空気や唾液が混ざり合います。これにより、自分の口臭と相手の口臭が混ざり合い、一体化した新しいにおいを感じることがあります。口臭のせいで相手に興味を失ったことがある男性は、なんと4割以上いるという調査もあります。

それを防ぐためには、次のケアが有効です。

- 日常の基本ケア～ブラッシング　舌磨き　腸内環境を整える　体臭ケア　風呂・食事・運動
- 歯科でのプロフェッショナルケア

・生活習慣の見直し
・スプレーやタブレットなど特別なケア

全てのケアを毎日するのではなく、相手をがっかりさせない口臭ケアのために打てる手立てをそろえておくことが大切です。

人間には、口元に刺激を受けたい欲求が本来的に備わっているようです。赤ちゃんは口を巧みに動かし、生きるためにお乳を飲みます。おしゃぶりや物を確認するためにも口を使います。

唇の刺激は、人に安心を与えてくれます。カップルたちは、距離を縮めたい思いから相手にキスを求めます。キスを拒絶する理由は口臭だけではないでしょうが、ひどい臭いをさせていればどんなに好きでもキスを拒絶することになります。拒絶に猛烈なショックを受けることは間違いありません。恋は、私たちにそんな苦しい気持ちを味わわせることがあります。

キスをしたら脳天に衝撃が走ったとか、体がとろけてしまったとか、大げさに表現されることもあります。私たちがキスをすると脳の中で何が起こっているのでしょうか。

愛情を分かち合うキスは、ドーパミンという神経伝達物質を分泌し、これが感覚中枢に

快感刺激として伝わります。この刺激は、幸福を感じたりやる気が出たりと、心にいい効果があるため、いい恋愛をしていると顔が輝いて見えるようになります。

ドーパミンは、キスだけでなく、スキンシップによっても放出されます。愛情や信頼を感じるスキンシップは心の健康を保つことになり、さまざまな精神的社会的問題を回避することにもつながります。一説には、**スキンシップの足らない環境で育った子供の犯罪率は、足りている子供の3倍**とも言われます。その意味では、キスやスキンシップは心に必要な栄養のひとつとも言えるでしょう。

スキンシップやぬくもりの大切さが子供の発達に大きく影響を及ぼしていることは、これまで心理学の重要な研究対象になってきました。1日6時間ほどしっかり母親が付き合うことで子供の発育がよくなるという成果もあります。

1950年代、ハーバード大学では126人の若者たちに親と冷たい関係にあるか良好かを調べ、その後、彼らが中年に差し掛かった頃に追跡調査しました。良好だったグループでは深刻な病を抱えた人が4割ほどいましたが、冷たい関係だったグループではじつに9割もいたのです。

私たちは手を差し伸べ合って生きています。腕を組んだり抱きついたりしなくても、手をつなぐだけで安心を感じるのです。

さらに、キスをすることで唾液の中に含まれるパロチンという成長ホルモンが交換され、これが若返りの効果をもたらすとされます。ドーパミンが放出されて性ホルモンを刺激、おまけに空腹も忘れてしまえば、スタイルも抜群、ピカピカの素敵な人になれるというわけです。

## ▼物語のキス

では、物語にキスが出てきたのはいつごろのことでしょうか。

恋愛物語は昔から存在します。ギリシャの『ダフニスとクロエ』、日本の『源氏物語』など、今ほど多くありませんが、あるにはあります。

その中に出てくるキスは、頬にするようなものであることが多いのですが、愛される栄誉を与えるものであることから、意味合いは現代と同じものでしょう。

「口吸い」と言う表現では『今昔物語集』19巻に出てきます。大江定基という男が、若く美しい妻の死が受け入れられず、葬ることをせずに共に寝ていた。数日経っておもむろに口を吸うと、死臭がして疎ましくなり葬ることにした、という逸話です。キスの意味は同じですが、この話はあまり感心できるものではありません。昔から愛を示すためにパートナー同士のキスは行われていたが、それそのものをあからさまに表現する文化、共感する素地がなかったということでしょう。

数十年前のトレンディードラマのように、噴水の前で唇を重ねてキスするような、ドラマの高まりやクライマックスとしてキスが用いられるのは、20世紀に入るまで見られませんでした。日本映画のキスシーンは１９４６年の『はたちの青春』が最初とされており、公開日の5月23日は現在キスの日になっています。

キスについての格言は、ロマンティックなものより皮肉のきいたものが多い印象があります。世の中にいいキスは少ないのかも知れません。19世紀の詩人ハイネは、盗まれるキスについて、塩のない卵だとか、魚の目のようだとか、批判的に語っていますし、18世紀ドイツでは、女性に不合意なキスをしないよう救済するための法がありました。しかし、既婚者で上流階級の女性のみに限られていました。

本来、キスは信頼を確かめ合うものであり、争いを避けるものであることから、頰を合わせることや握手と同じ類のものです。しかし、近代になって性に奔放になったのか、性搾取行為にもなってしまいました。これでは、ドーパミンが出て幸福に包まれる体験はできないのです。

人は、そのキスに特別な意味を見つけることで、盗むキスなどとの差別化を図ってきました。ディズニー映画によく採用されるグリムが集話した童話群は、お互いの同意あってのキスではないこともあります。『白雪姫』や『眠れる森の美女』がそうです。ときには仮死状態からの救出、また悪い魔法から助けるためですが、美しさに感激して勝手にキスをするわけですから、盗むキスになるのかもしれません。美しい王子だから許されている部分もあります。受け入れがたい方もおられると思いますが、古いロマンスは荒っぽい出会い方でも結果オーライにしているものがいくつか含まれているのも事実です。そのなかでも『美女と野獣』はドーパミンが出ているキスかも知れません。王子の自己否定感情をヒロインのベルがキスで吹き飛ばしたのですから。

## ▼キスの実践

キスする直前、男性も女性もいろいろなことを考えます。

男性は、相手の印象を悪くしないようにと心がけます。爽やかにする、自然体で清潔に、唇が乾燥してないか、ささくれが発生していないか、と気をつけます。そして誠実な態度で相手を見つめます。

女性は、ここが最後と自分の魅力をふりしぼります。サラサラの髪をアピールし、潤んだ瞳で見つめる。今日が勝負と思えば、口紅は少し大きめに塗ってきています。さりげないボディータッチでムードをつくるよう、男性が誘惑することをサボらないようにします。

お互いに視線を外したりせず、相手に集中していることをわからせます。見つめあったら唇に集中し、男性は好感を失わないよう、そして相手の気が変わらないように努めるのに対し、女性は男性の気が削がれてしまわないよう、いじらしい態度を取って相手を集中させ続けます。

ただ、日本人男性の場合は、パートナーとするキスについて少しぎこちないところがあります。この後は興奮するセックスがしたいとか、彼女はキスに今夢中になっているだろうかとか、自分の手をどこにしようかと考えてしまいます。日本では、欧米のようなフランクなキスが浸透していないため、友達とするコミュニケーションよりははるかにハードルが高く、ぎこちなくなってしまう傾向があるようです。

アメリカ人男性は、キスによって身近に感じるとか、素早い愛情表現として便利だとか、相手を抱きしめられるからいいとか、また、「好き」のあらゆるニュアンスが伝わると考えて、うまくキスを使っています。恋人でなくとも、仲が良くなった証にキスをする印象です。

日本人男性を悪く言うつもりはありませんが、日本人は近すぎる接触をむしろ破廉恥で周囲にも迷惑な行為と捉える文化にいます。アメリカ人男性は、性行為とは別の官能行為として捉えているようで、セックスの前戯とは考えていません。

一般に、日本の女性は受け身の姿勢です。女性のほうがリードするのは、はしたない、そういう状況を望まない男性が多くいるという認識が、男女の違いを生んでいるのかもしれません。

キスをしたいと思う瞬間は、どんなときでしょうか。男性は、二人のいいムードを感じたり、相手と価値観や感情などの一致を感じたりするときが多いようです。また、上目遣いなど色っぽい仕草で誘惑された時にもキスしたくなります。女性は、誘って欲しいサインをちゃんと受け取ってくれたときや、好きが伝わってきたとき、あらかじめ知っていた良いところを再認識したときのようです。

お互いに相手の心を探りながら、自分の内面での喜びを確かめようとしています。

ここでロマンティックな気分を台無しにするようですが、**キスは虫歯菌も歯周病菌も交換**してしまいます。二人の幸せのためにも、相手にぜひケアをするように勧めてあげてください。ただ、ピロリ菌やＨＩＶなどが感染することはほぼありません。キスは危険な行為でないことを覚えておいてください。

## ▼体も臭う

口臭だけでなく、自分の体臭を気にしている人は多くいます。それは、世の中に生活臭が薄れたからなのかもしれません。トイレは汲み取りではなく下水がありますし、よく見られた野焼きなども周囲への配慮から近頃は見なくなりました。仕方なく社会に漏れ出てくる臭いがなくなり、それでも臭いが漏れてしまう人や事業所は、非文明的でかっこ悪く、迷惑な存在と認識されます。

そんな時代においても、世の中には３Ａ男という言葉があります。風呂に入っても、頭、足、あそこの３か所しか洗わない男を指します。３Ａ女もいるというから驚きです。

ひどい体臭といえば、かつては中年男性の専売特許のようなところがありました。いわゆる加齢臭「オヤジ臭」と呼ばれるものですが、では、加齢臭はどうして発生するのか。

加齢臭が発生するのは、皮脂腺の中で9－ヘキサデセン酸が活性酸素によって酸化し、ノネナールという成分を発生させるからです。この臭いは、食事において脂っこいものを避け、おもに耳の後ろ側に臭いの原因が溜まりやすいのでよく洗うことや、枕カバーをきちんと交換することで対応できることがわかっています。中年男性でも加齢臭のケアができている人は多くいますから、すでにこのノネナールの存在は世間に周知されているのでしょう。

また、紫外線は加齢臭を引き起こす一因とされています。紫外線によって皮脂の酸化や細菌の増殖が促され、肌の乾燥が進むことで加齢臭が特に30代後半から発生しやすくなります。

ところで、汗というのはおもに体のエクリン腺という汗腺から出されます。スポーツをやっている人がかくいい汗は99％が水で、さらりとしています。また、このいい汗によって肌表面が弱酸性化され、抗菌効果まであります。

一方、生活習慣病の人がかく悪い汗はねばねばしています。これは、普段汗をかかない

ため、エクリン腺そのものが減ってしまい、急に汗をかくと少ない汗腺で無理をするために起こってしまうものです。このような汗をかいている人は、発汗によってぼーっとしてしまうため、思考が鈍くなってしまうことまであります。

女性は特に体の汗の匂いを嫌っているとも言われますから、男性はケアに無関心ではいられません。体の中でも臭いところというと、足の臭いを思い浮かべる人は多いのではないでしょうか。日本では靴を脱ぐ習慣があるので、足の臭いケアができていないと、大変肩身の狭い思いをします。足の裏は1日200ミリリットルほどの汗をかき、新陳代謝も活発です。皮膚の角質に厚みがあるため、細菌が繁殖しやすい環境にあります。汗が細菌によって分解され、脂肪酸をつくり、それが皮脂腺からの分泌物と混ざり、臭ってくるのです。

汗臭い人はよく汗をかく人であり、人間的には心優しく真面目で、いい人が多くいると言われます。真面目さゆえに緊張が高まりやすく、同情したりストレスを受けたりと、精神的発汗が多いためです。

腋臭も代表的な嫌われる体臭です。アポクリン腺から出てくる汗が原因で、人種によって差があります。耳垢との関連が指摘されており、耳垢がベトっとしている人はアポクリン腺が発達しており、腋臭を発しやすい体質です。特に10代から30代後半に強くなると言われます。
腋臭は本来、哺乳類の性フェロモンです。欧米では、赤毛の女性は体臭が強いため魅力的だとされ、中国では胡臭（狐臭）と言われ、もてはやされていたようです。絶世の美女、楊貴妃なども体臭が素晴らしかったと記録されていますが、腋臭だったかどうかは不明です。

毎日髪を洗っていても、頭髪から臭いがすることがあります。じつは、髪自体にはにおいはありません。髪についたフケや脂が臭いを放っているのです。髪そのものはふわふわと空気を抱えるので、良くも悪くもにおいをまき散らす効果があり、強く臭ってきます。フケは頭皮が新陳代謝によって剥がれ落ちたものですが、このタンパク質を細菌が餌にすることでカビが発生することもあります。頭皮ケアが大切と言われます。

岐阜の高山には、錫杖岳《しゃくじょうだけ》という険しい山があり、付近には「体臭のカーニバル」と呼ばれる登山ルートがあります。そのルートを開拓したのは横山勝丘さんという世界的クライマーなのですが、その外見は雪男のような逞しい風貌をしています。彼自身のことを、体臭のカーニバルと呼ぶ人もいるくらいです。そこには、ただ臭いというだけでなく、超人的に凄いという敬意が含まれます。

また、女性アイドル歌手の中には、自ら足が臭いことをキャラとして公言している方もいます。本人が激しいダンスを頑張っていることは知られているので、そのことが努力の証のようにファンには受け入れられているようです。

## ▼臭《くさ》がる理由

いやな臭いは人格を否定するものではありませんが、**口臭も第一印象**になってしまうため、人間関係の糸口を壊してしまいかねません。社会に出て無駄にハンデを背負っているようなものです。

いやな臭いには、三つの基準臭があるとされています。

- スカトール～うんこの臭い
- イソ吉草酸～蒸れた靴下、腐った油の臭い
- メチルシクロペンテノローン～焦げた砂糖、腐った卵の臭い

においは鼻の中の、眉間の高さにある嗅上皮にある嗅毛でキャッチされ、情報は前頭皮質に送られます。においを判断する嗅覚野は脳の中心にある大脳辺縁系にあるため、本能

と同じように、無意識に処理されます。そのため、私たちはにおいに対して理性での制御が難しくなってしまいます。いい匂いもいやな臭いも、ともに自律神経に働きかけてくるのです。

## ▼口臭について

さて、口臭の話に戻りましょう。お寺で修行する際「葷酒《くんしゅ》山門に入るを許さず」と書かれていることがあります。硫黄を多く含んだ食べ物による口臭や酒の臭いをさせて寺に来るなということです。生臭《なまぐさ》坊主とは、肉などを食べ戒律を守らない不品行な者を指しますが、生活習慣の乱れた者に修行する資格はないということでしょう。

昔から口臭は注意されてきましたが、今日ほど口臭に関心を持つ人が増えた時代はおそらくないでしょう。口が臭いと言われただけで社会生活ができなくなるほど心に傷を負ってしまう人がいるのです。

口臭は、誰にとっても気になる問題です。多くの場合、口の中を清潔で健康に保つことで口臭は改善できます。コロナウイルス蔓延による3密禁止の期間中は、他人に口臭は届きにくくなりましたが、同時にマスクによって自分の口臭を自覚する機会になりました。慣れている自分の臭いが相手には不快に感じるとしたらどうでしょう。

硫化水素は、硫黄の臭いがします。硫黄化合物（ＶＳＣ）のメチルメルカプタンは、焼けたゴムの臭い。ジメチルサルファイドは海苔のにおいにも含まれているもので、生ごみやキャベツが腐ったような臭いともいわれます。この口臭は消化器官の疾患でも起こりやすいので、虫歯や歯周病ではない方の場合は、全身疾患の可能性も考えられます。

口臭は揮発性のガスで、散りやすいため、どんなに臭くとも5メートル先までは届きません。しかし、臭いが気になる人と気にならない人では、感じる濃度がかなり違います。「何かヘンな臭いがする」と周囲から意識づけられると、人は知覚できる閾値《いきち》がぐんと下がり、急に臭いに気づきやすくなります。

また、口臭を気にして歯科医院に来られる方よりも、気にせず臭いままにしている人のほうがはるかに臭いことが多くあります。歯や口の中のケアを気にしておられる方、例えば本書をお読みいただいている方などは、きっと清々しい息をしていらっしゃると思われます。

ちなみに、女性のほうが男性よりも口臭が生じやすいことが知られています。ストレスを感じやすいこと、ホルモンバランスの変調があること、家事や仕事の両立による自律神経の乱れなどが原因のようです。

## ▼口臭のひどい友人や恋人には伝えよう

口臭の問題で死ぬことは、まずありません。しかし、かなり不快なため人から避けられる原因になります。自覚すると恥ずかしく、落ち着かない気持ちになります。それが続けば自意識過剰になり、社交の場では常に場違いな気分になったり監視されているような気分になったりしてしまいます。

口臭のひどい友人を持ってしまうことは、悩ましい問題です。口臭や体臭があることを伝える方法に、完璧な正解はありません。無責任に指摘して相手を傷つけ、人前で恥をかかせるような発言は避けるべきですが、その人に問題を伝え、治療を受けることの重要性を理解してもらわなくてはいけません。侮辱や感情的なダメージを与えることなく、正直に話す必要があります。気を遣える居心地のいい場所を選んで、直接打ち明けます。ジョーク交じりに伝えることは避けなければいけません。ふざけていると思わせると、友人は問題から逃げてしまいます。なぜなら、彼はすでに何らかの理由で自分が問題を抱えていることを知っている可能性が高いからです。しかし、それがひどい口臭のことで、歯科の処置をすぐにでも受けなければならないことまで知っているかどうかはわかりません。

自分の問題も明らかにして、恥ずかしさや不安をお互いにひとりで抱え込まないように伝えてもよいでしょう。例えば、過去に自分が同じ状況だったと言ってみてはどうでしょうか。他人の成功例を知ることで、前向きな気持ちになってケアに踏み切ってくれる可能性があります。いい歯科医師を紹介するとか、スケジュールやプランを立てるよう促す手もあります。

**口臭は、人間関係にもモテ度にもビジネスにも、人生のご機嫌度合いにも影響を与えていきます。**だからこそ、家族や友人や仲間にはしっかりと伝えなくてはいけないのです。また、マナーの上で大切なことがわかっているならば、指摘されたことに感謝しなくてはなりません。

美しい恋人の唯一の欠点がひどい口臭の場合、いつまで我慢できるでしょうか。恋人の前でおならをすることに関して、ちょっとしたおならくらい大したことないと考えるカップルもいます。なかには、それをポジティブなことと捉える人もいます。それは、二人が心を開き合って、お互いにとてもリラックスしているということですから。

一方、お互いの前でおならについて話すことさえ気まずいと感じるカップルもいるでしょう。彼らは、その態度に礼儀を欠いていて侮辱的だと感じ、ロマンスが終わった合図ではないかと直感してしまいます。

例えば、1日のデートをたっぷり遊びつくしたカップルが、二人きりになり素晴らしいセックスをした後、大きなおならをしたとします。これは満足でしょうか、それとも身勝手でしょうか。お互いに気持ちよくガス抜きができるというのは、健康的なことです。相手の体や行動に満足していて、不安や抑圧を感じていない証拠なのです。

それでも言いづらい日本人のために、堀江貴文氏がつくった「くちくさえもん」というSNSサービスがあります。匿名で相手に口が臭いと通知してくれるものです。

## ▼いやな口臭の臭いの特徴

人の口からは、どうしても生理的口臭がします。要するに程度の問題なのです。

ひと言で臭いがするといっても、原因はそれぞれです。口臭が強い場合には、口腔内のケアができていないことがおよそ8割ですが、普段と違ったヘンな臭いに気づいたら、大きな病気が隠れているかもしれないため、体のコンディションを見直さなくてはいけません。

病的な口臭は、特徴的な臭いを発することがあるので紹介していきます。

虫歯が原因の場合は、硫黄のような臭いがします。

糖尿病や過度のダイエット、やり過ぎるボディービルなどによって体が飢餓状態になると、甘酸っぱい臭いがしてきます。これは俗にケトン臭、もしくはアセトン臭と呼ばれています。

胃腸障害を起こし、潰瘍や胃炎になっていると腐った卵の臭いがします。これは、お腹の中で食べ物が異常発酵するため起こるものです。舌の表面の舌苔《ぜったい》が真っ白になるので、その臭いも混じることがあります。

肺や気管支を痛めると、腐った肉の臭いがします。この臭いは、歯周病が進行し、歯槽膿漏になったとき、さらに鼻炎や蓄膿症でも症状の進行具合によってはすることがあります。また、がんの恐れもありますので、早急に病院や歯科医院を受診してください。

肝機能障害になると、肝臓の解毒作用が働かないため、カビ、ドブ、ねずみを連想させる臭いがします。また、口から強烈なアンモニア臭がする場合は、肝臓や腎臓の病気のサインかもしれません。このアンモニア臭を測定するのがＳＭＴシステムと呼ばれるものです。肉や魚のタンパク質を消化すると腸がアミノ酸などを分解してアンモニアが発生しますが、肝臓のおかげで毒素を分解でき、無毒な尿素が生成されて尿として体外に排出されます。肝臓の働きが正常でなくなると、アンモニアが血液中を通って全身を巡るため、口臭となって臭ってしまうのです。

改善のためには、まず肝臓に負担をかけない食生活が大切です。特にお酒は肝臓に負担がかかるので、すぐにやめましょう。ほんの少しでもいけません。強すぎるスパイスを使った料理も注意が必要です。太り過ぎも肝臓に脂肪が蓄積されるため、健康を害する恐れがあり、危険です。肝臓に優しい食生活に切り替えなくてはいけません。ミネラルやビタミンを含むかぼちゃ、人参、ブロッコリーなどの緑黄色野菜、しじみやゴマもすぐれた栄養素が含まれています。食後はアーモンド、アボカド、イチゴなどを。たんぱく質も重要です。

アンモニア臭が腎臓由来の場合、腎臓は血液をろ過し、不要になった老廃物を体外へ排出させる役割を持っています。腎機能障害の場合は、血中のアンモニア処理が行なわれなくなるため、アンモニアの臭いがしてきます。腎臓の不調から、ドライマウスや虫歯、歯周病、糖尿病をはじめ、さまざまな症状を併発しやすくなります。症状から腎臓病がわかるのは病院で検査を受けてからになると思いますが、医師の指示に従って治しましょう。虫歯や歯周病などの合併症が出ないように注意が必要です。予防として、普段から適度な運動を取り入れて血液の循環を改善させたり、バランスの良い食生活を心掛けたり、できるだけストレスを避け、睡眠をきちんととって疲れをためないように過ごしてください。

以上、病的な口臭の種類を大雑把に紹介させていただきました。くれぐれも自己診断で早合点することのないよう心掛けたいものです。

## ▼私、臭いかも知れない～自臭症

体臭恐怖症というものがあります。特に口臭に関しては、東京医科大学の内田安信先生が世界初の口臭専門外来を設け、「自臭症」と命名されました。

気になる口臭などしないのに「私の口、臭いですか？」と不安になって聞きすぎてしまうと、周囲の人はむしろ、聞かれた自分の口が臭いことを指摘するために自分に質問して

こう なると、不安がどんどん伝染してしまいます。

前述した、臭いアルピニストやアイドルのように、自分が臭いことを笑い話として話せる方はいいのですが、そうでない方は、気にしすぎることで逆に周りの人にストレスを与えてしまうかもしれません。

ひどい口臭と言っても、戦うべき相手は、ケアに対する怠惰な姿勢であることも、内科にかかわる病気であることも、心の問題であることもあります。自分の臭いを気にすることは周囲への配慮ですが、自分の気持ちの問題であるとわかったら、とるべき対応は変わってくるのではないでしょうか。

歯科医院を訪ずれて口臭を気にされている方の何人かは、それほど臭わないことがあると先述しましたが、そもそも自分の臭いを気にしてケアしようと思う方は健全なのです。しかし、その不安がとても強くて、自分はとんでもない臭いを放っているのではないかと、半ば妄想に取りつかれているような方もおられます。これは、自臭症とか、体臭恐怖と呼ばれる心の病気に該当してきます。

しかし、その心配が現実となることもあるのです。不安障害やうつ病を抱えて生活している人たちを対象に調査したところ、そのうちの48パーセントが、1年間に少なくとも1回は胃腸の不調を訴えているという報告があります。胃腸の具合が悪ければ、舌苔《ぜったい》の汚れから口臭への影響が出ることもあります。心配し過ぎも現実に口臭を招くことがあるのです。

家族の口臭がひどいため、自分も遺伝によってきっと臭いがしているに違いないという患者さんもいます。口臭には、生理的口臭・病的口臭・心理的口臭などの種類があります。処置の必要がある病的口臭の原因の約9割は、お口のトラブルであり、歯周病、虫歯、舌《ぜっ》苔《たい》、唾液の減少は遺伝と関係ありません。ただし、例外として魚臭症（トリメチルアミン尿症）などの先天的代謝異常の場合は遺伝の影響もあると考えられています。基本的に口臭は個人の問題であるため、生活習慣やオーラルケアの見直し、定期的な歯科検診が大切です。

歯科医師に「私の口は臭いでしょうか、口臭はありますか?」と聞くと、曖昧な反応をされたり無視されたりした方もいるのではないでしょうか。そのとき、歯科医師は、ほとんどの場合、臭いはあるが病的ではない、気にならない、と受け止めているはずです。病的な口臭であれば医師が黙っていることはまずありません。

こういった不安を抱える患者さんには「気にしなくてもいい」と言うしかないのですが、それでも心配が取れないのならば、検査をして数値ではっきりさせるなどの方法をとります。しかし、それでは納得してくれないこともあるでしょう。そういう人は、口の中がねばねばしていたり、乾燥していたりするケースが多いようです。口の中の不快感が口臭不安を起こしているのではないでしょうか。

いま臭わなくとも、体臭や口臭はストレスを受けたときなどに強くなるものです。もしそうであれば、緊張による発汗や口の中の渇きによるものと推測できます。それに対応する市販のデオドラント剤がありますし、口の渇きに関しては少し口に水を含むだけでも効果があります。

では、歯科に頼らない口臭のセルフチェック方法をお教えしましょう。出先で急に不安になったときにも活用できます。

1　指につけた唾液の臭いを嗅いでみる
2　袋やコップに息を吐いて嗅ぐ
3　舌の状態をチェックする
4　市販の口臭チェッカーを使ってみる

しかし、こういった対応策や判断は、自分の臭いが気になり、人に迷惑をかけていないか、嫌われていないか、悪口を言われているのではないか、という不安には対応できていません。心療内科を受診されるのもひとつの方法かと思いますが、毎日の睡眠、そのための軽い運動など、健康を見直すことも大切です。自分ではっきりと「こうだからこうなった」とわかりさえすれば、自力で解決できることもあります。

睡眠の質を上げるためには、お風呂上がりなど体が温まっている状態で入眠することが推奨されています。また、ウォーキングに少しだけジョギングを加えるとか、会社からの一駅を歩く、エレベーターを使わず階段で昇降するなど、日常に運動を加える方法がいくつかあります。

たとえ過剰に口臭を気にしているとしても、もし心の問題を自覚するならば、解決の入り口には立っているはずです。

それでもやはり自分の臭いが不安だと感じる方もいらっしゃると思います。臭いが気になると、人づきあいが恐ろしくなってしまいます。人との会話によって口臭をいやがられるのではないかと不安になるからです。しかし、人とのつき合いがなければ解決の窓口をひとつ閉ざしてしまうことになります。人とのつき合いがあることで、他人の思いや悩み、人柄に触れることができます。他人はあなたのことよりも自分の深刻な悩みに取りつかれていることがわかるはずです。

そこであなたは、あなたの臭いが社会の中で大きな事件になっているわけではないことに気づくはずです。**臭いはその人の人生を左右しますが、他人の人生を変えるような要因ではありません。**勇気を持って人と触れ合うことで、自分の態度や振る舞いなど、臭いだけでなく、それ以外の問題にも目を向けることができます。例えば「臭い」という陰口を聞いたとしても、嫌いだという気持ちを表わしただけで、臭いのことは気になっていないかもしれません。

**自分の臭いが気になりすぎる人は、自分のことばかりに集中し過ぎている可能性**もあります。視野を広く持って、いろいろな人たちの人生を知ることもカウンセリングのひとつになるのではないでしょうか。こんなことを言うのも、**この体臭恐怖・自臭症という症状は、まだ世間を知らない若い人によく現われるから**です。

## ▼自臭症は思春期の若者、特に女性に多い

思春期の若者は、臭いに敏感に反応しがちです。親の世代、特に娘が父親の臭いをいやがるように、臭いに対して強く反応してしまいます。他者の臭いが気になると同時に、自分もいやな臭いを発していないか気になってきます。しかも、高校生ぐらいの年齢は成長ホルモンや性ホルモンの分泌、またストレスなどから臭いが少し強くなる傾向があるのです。人間関係での精神的ストレスによって唾液の分泌が減ってしまい、口の中が乾燥して口臭が強くなります。若者のおよそ4割が口臭を気にしていると言っても、本当に高校生の口臭はきついのか疑問に思う人もいるでしょう。実際に口臭の状態を調べたデータでは、測定した高校生の77％から基準を超えた口臭や菌が検出されています。それでも高校生の口臭は、その時代だけの一時的に起こる生理的なものです。

**体臭恐怖・自臭症という症状は、高校生くらいの年齢から起こるようになります。他人からの指摘に傷つき過ぎてしまい、うまくいかない人間関係を、関係のない口臭に結びつけてしまう**のでしょうか。もうすぐ社会に出ていかなければならないのに、社会がどうい

うものだかわからない。自分は社会に適合できないのではないかという不安が高まってしまったゆえの妄想なのでしょうか。だからといって、医療が手を差し伸べないわけにはいきません。

しかし「大丈夫、問題ない」と誰かに言われても、心配はなくなりません。むしろ、不安を共感してもらえないことに失望してしまいます。せっかく診察を受けたのに病名がつかない。すると別の歯科医院をはしごするとか、ケアグッズに大金を払ってしまうようになります。うまい言葉が見つからないだけで、医師や歯科医師たちは共感できていないわけではありません。なぜなら、口臭を気にしすぎる人は医療関係者にも多いからです。

人前に出られない、コンサートにも行けないと、若い心が誰にも相談できず、たった一人で悩み苦しんでいるのです。目の前の人が手を鼻に持っていく仕草だけでも、不安が高まって気になってしまうようになります。過剰になりすぎる不安をうまくなだめるために、人の助けが必要です。

自臭症の知識がないために思い込みの間違ったケアをしてしまい、良くならないと落ち込んでしまいます。原因を見つけられれば解決の手がかりになります。

自臭症の人には、歪んだ推理をしている人がいます。臭いがないと判断されても、あると思い込んでいたり、わずかであっても大げさに受け止めたり、重大な問題から目を背けるためである可能性もあります。臭うか臭わないか、という二者択一の問題として窮屈に考えているからかもしれません。

他人の独り言すら自分の口臭を指摘するものと感じはじめたり、人が離席したりハンカチを口に持っていく動作で不安になります。人の変な態度が気になるが、うまく聞けないし、口臭は気にならないと言われても、はぐらかされているような気がしてしまいます。

自臭症は、言い換えれば、口臭心配性とでも言えるでしょうか。きれい好きでプライドが高く、人間関係に気を遣う人が多いようです。そして、いくつかのパターンがあるように感じます。例えば、口臭心身症と口臭神経症です。口臭心身症の人は、人がよくて会話のできる人だけど、自罰的な人です。口臭神経症の人は、神経質な印象があり、他罰的な人です。関係性の悪化を自分が悪いと責め過ぎている人と、全ての原因である口臭を何とかしなければと囚われになっている人、とも言えます。ただ、症状もすべて個別の問題であり、パターンに当てはめてしまっては自臭症を誤解してしまう恐れがあります。

社会で本当に気になるのは、むしろ**口臭無頓着症**ともいうべき、どんなに臭くても気にならない人たちです。

この症状に限らず、若者は強い自己否定と戦って大人になります。他人とむやみに比較して焦りを感じたり、根拠のない劣等感に押しつぶされたりしています。その負の感情に、形のない臭いというものは、自己を否定するものとしてピッタリはまってしまうことがあるのです。アイデンティティの喪失の、人生最大の危機とも言えるでしょう。

マンダムなどの調査により、体の汗臭さを嫌うのは女性のほうが圧倒的に多いということがわかっているのですが、この結果は同じく、自分が汗臭いと言われて傷つくのも女性が多いと推測できるのではないでしょうか。

どうしてそこまで自分を臭いと思い込んで責めてしまうのか。子供の頃、本当は臭くないのに、臭いと言われていじめに遭ったことがあるとか、大好きな人があまりにも臭すぎて幻滅してしまったことなどを心の傷として持っているのかもしれません。それは、人によって異なってくるのでしょう。

ひとつの症状は、さまざまな原因から起きてきます。口臭が気になるという状態も、実際にそれがどんなものだか、診察してみないことにはわかりません。そのため、日本には世界に先立って口臭外来という駆け込み寺的な存在が設けられており、自分の口臭が気になる方に寄り添って対応するノウハウを、日夜、研鑽しています。そこでは「臭わない、あなたの気のせいだ」と切り捨てないように注意が払われています。そこで歯科医師や医師に求められるのは、特に初回を重視した問診による信頼関係をつくること、患者さんとの検査結果の確認、口腔ケア指導や生活指導という基本だと考えられています。

気持が追い込まれないよう、一人で悩まず、解決できると信じることを忘れないでください。

**口臭や病気の治らない人のタイプ**

①治す気のない人
②信じることが出来ない人
③素直さのない人
④体力、気力のおとろえている人
⑤謙虚さのない人

# 2章

# 歯周病が蔓延する日本人

2007年にマイケル・ムーア監督がつくった『シッコ S・iCKO』というドキュメンタリー映画は、アメリカに国民健康保険がないことによる社会不安がテーマになっています。アメリカでは、今でも民間の保険会社に高額で複雑な契約をしなければ病院で満足に診てもらうことができません。北に隣接するカナダも、また亡命元で有名なキューバでさえ、医療費は基本無料で支給されます。映画では、9・11のテロの際、身を挺して救助活動を行なった看護士が、高額過ぎて買えない薬をキューバへ密入国して無料でもらい受け、アメリカに持ち込むシーンが描かれています。

こうしたとんでもない保険制度に比べると、まだ日本は天国ですが、それでもやはりお金にまつわる問題は発生しているのです。

## ▼歯科業界の闇

ここからは、少し気の重くなる話になってしまいます。私たち歯科医師を取り巻く現状についてですが、これまで必ずしも口腔のケアに万全を尽くしてきたとは言えません。

たとえば、歯科大学や研究発表の場である学会は、ほぼ歯磨き会社がスポンサーになっています。そのため、日本人は、口腔ケアと言えば歯磨き剤をたっぷり使ってゴシゴシ磨くことが虫歯を防ぐこと、と思わされてきました。

日本は歯科医師の人数、質ともに世界のトップレベルですが、日本人の歯は、80歳まで残っている歯の本数が先進国では最低のレベルです。スウェーデンは、70年代に歯科医療のあり方を治療から予防に切り替えてからというもの、80歳でも平均して20本の歯が残っていると言われています。それに引き換え、日本は6.8本と言われています。

そのかわり、インプラントや高価なセラミック入れ歯は儲かるので処置数がとても多くなっています。大切な歯を残すための根の治療は時間がかかります。最近は、こうした治療をしないで抜歯をすすめる歯科医もいるようです。治療をすることで守れる自分の歯を抜き出して、取り返しのつかなくなったところで高価な外科手術を行なうという相談が消費者センターに増えています。

これは、健康保険制度が予防医療を十分にカバーしていないという仕組みに問題があるかもしれません。このような歯科業界の当たり前を、我々は反省しなくてはいけません。あくまで患者さんには、自分の体を大切に維持してもらうべきです。

## ▼日本人の口は臭い！

巷ではこんな話が出回っているのをご存じでしょうか。

「日本人の口は臭い」

反射的に反論したくなります。香りの文化と恥の文化が合わさっているのが日本の文化です。香りは、そこに色を織り込む形で芸術にも表現されてきました。香りを楽しむ香道など、香りに高い芸術性を見出してきました。体毛が濃く肉食中心の欧米人のほうが、臭いがキツイに決まっています。また、日本人のほとんどは毎日風呂に入り湯船につかり、つま先から髪の先まで、それぞれに適した洗剤を使って洗っています。日本人が臭いだなんてあり得ません。それに、ワキガの原因になるアポクリン線は欧米人のほうが多いことが通説になっています。

しかし、口臭に関しては、日本人のほうが臭いという調査がいくつかあります。いや、それでも、毎日朝晩、歯を磨いている日本人は多くいますし、家を出る前は必ず歯磨きをする人がほとんどです。ドラマを見ると、都会のＯＬが昼食後の歯磨きをしながら会話をしていたりします。それらもオフィスではよく見かける光景なのではないでしょうか。

それなのに、なぜ日本人の口は臭いと言われているのでしょう。この情報は本当なのでしょうか。

これはたんに「日本人は間違っている、遅れている」という類いのあおりをする商売なのかもしれません。白人コンプレックスをくすぐって本を売ろうとしているだけなのかも。

また、内臓の外科手術を受ける前に歯科治療が必要なケースもあります。口の中の細菌は唾液とともに飲み込んでしまうので、手術を全身麻酔で行なう際に手術した部位に感染の危険があるからです。

他にも、歯がぐらついていると手術によっては気管に挿入するチューブで歯が折れてしまうことがありますし、高齢の方ですと唾液の誤嚥で肺に歯周病菌が入って肺炎を起こすこともあります。普段から口腔ケアをすることは、いざというときの備えにもなるのです。

## ▼欧米との環境・感じ方の違い

日本人は歯周病で口が臭いから単に治せばいいのか。話はそれだけではありません。

欧米人と比較する場合、もう少し繊細ににおいを計量しなくてはならないのです。ほとんどの欧米人はパーソナルスペースが日本人よりも近いため、顔を近づけてコミュニケーションをとります。

さらに、欧米人は個人を把握するための挨拶に握手を用いるのに対し、日本人はどこに所属しているかを問います。誰の知り合いか、どんな規模の会社で、何をして働いているのかが個人の判断材料になります。相手が社会とどのように接しているのかを確認できると、何となく安心するのです。そのため、日本人の挨拶では名刺交換が広く行なわれてきました。

欧米人が親しくなると、より挨拶の距離は近くなります。日本人でもハイタッチくらいならできるのですが、ハグや頬を合わせたりする挨拶は家族にもしません。むしろ、親子の挨拶で体の接触はほぼないのが普通です。ボディーコンタクトをして体を密着させるのは、日本人にとっては挨拶というよりセックスの前戯と勘違いする人もいます。街中でキスをするカップルも日本ではめったに見られませんが、欧米ではよく見られる光景です。

接触があり、近い距離で話す欧米人は、口臭のケアを日頃からより入念に行っているため、口臭は薄くなります。特にアメリカ人は、世界一、口臭にナーバスな国民と呼ばれているようです。

アメリカのショッピングモールでは、日本とは比べものにならないほど多くの口腔ケアが売られています。強い薬品を使用した歯磨き剤もありますし、特にホワイトニング関連は充実しています。最近では、アメリカのお土産に口腔ケアグッズを買う人も珍しくないようです。

日本も口臭を気にする人は多いので、口臭ケアを中心に据えた製品は種類がありますが、アメリカではそれと同じくらいホワイトニング関連の製品が売られています。

これは、日本人が相手の目にまず注意が行くのに対して、欧米人は相手の口元に注意が行くからだと言われています。口元のケアは、魅力的なスマイルをつくることにも注意が払われているからです。

アメリカでは、美しい口元はステータスシンボルでもあり、自己管理のできている出世すべき人間とみなされます。そのため、歯の審美的な治療も盛んです。これも印象のいいスマイルのために行なっていることです。美しい容姿は自信にもなりますし、相手の気持ちを明るくさせることもできると考えられているようです。より積極的になるために、歯をきれいにする、というわけです。

## ▼自分のマウスケアにお金を使わない日本人

日本人は国も国民のマウスケアのためにお金を使いませんが、当の本人も自分のためにお金を使っていません。

日独米のオーラルケアへの年間投資額の違いを調べるため、2021年6月、男女各国100人、計300人を対象にしてパナソニックがインターネット調査を実施しました。その結果、最も多い価格帯が、日本では3000円未満、アメリカでは5000円以上~10000円未満、ドイツでは1000円以上~15000円未満と、日本はこの3か国の中ではオーラルケアへの投資額が最も低いという実態がはっきりしました。

また、オーラルケアのために普段使用しているものを尋ねたところ、電動歯ブラシはドイツが53%、アメリカが39%に対し、日本は16%でした。日本はいずれのケア用品も使用率が一番低く、オーラルケアへの意識やケア用品への理解が進んでいないことがわかりました。

いい笑顔の文化が定着しているドイツやアメリカでは、白い歯や整った歯並びがいい笑

■オーラルケアに年間いくら使うか

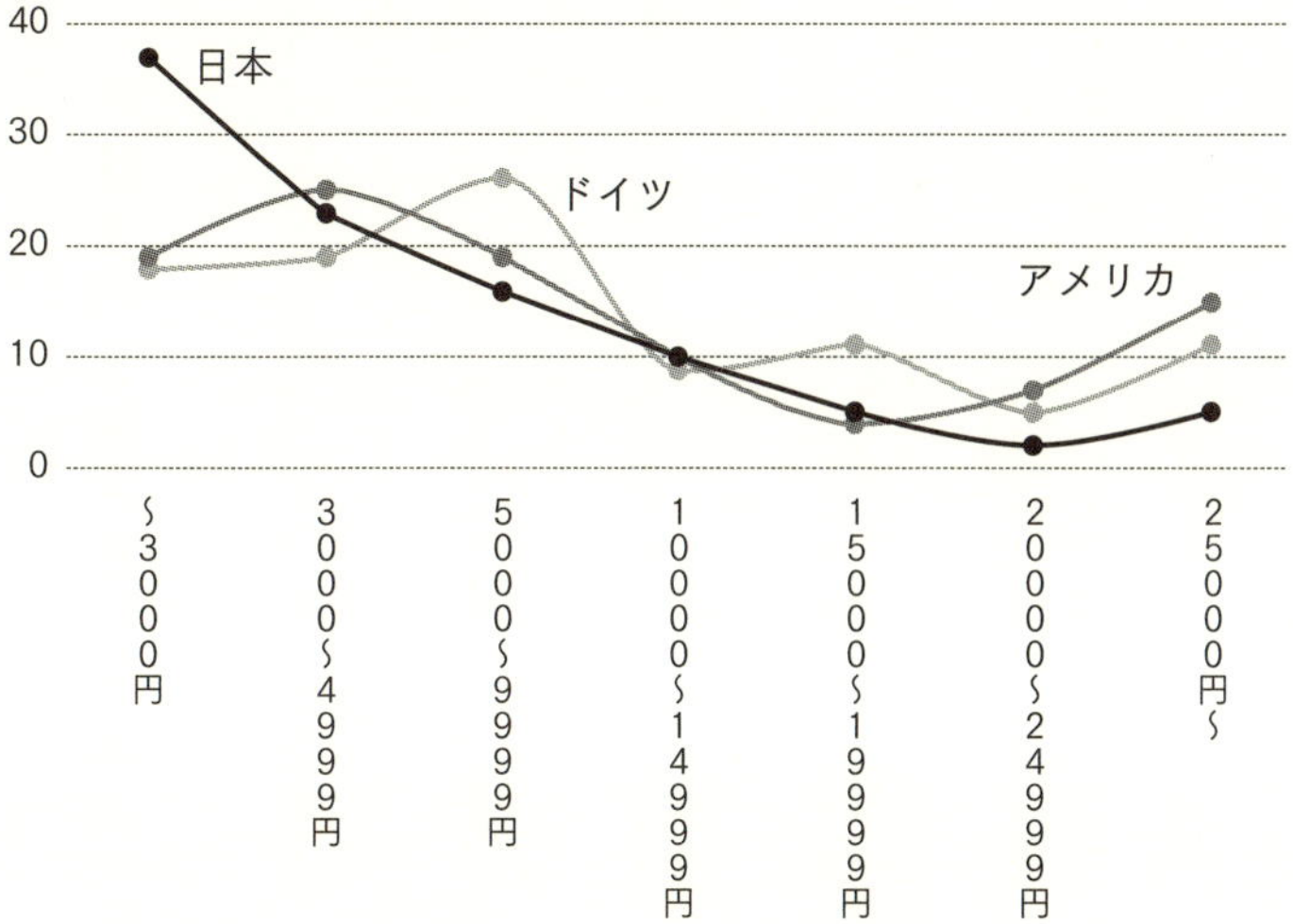


2021年6月 パナソニック株式会社 インターネット調査 n=300
*PR TIMES掲載のグラフを再作成
https://prtimes.jp/main/html/rd/p/000000498.000024101.html

顔の大切な条件になります。清潔感のある口元は相手に与える印象を良くするだけでなく、正しいかみ合わせで健康な食生活の維持に繋がり、虫歯や歯周病といったさまざまなトラブルを回避する予防医療の要として捉えられています。

## ▼歯並びを治さない日本人

欧米では、日本のように悪い歯並びを放っておくことはありません。よほど経済的に困窮していない限り、親が子供の歯並びを矯正することは義務のように考えられています。ただ、日本には八重歯をかわいいと感じる感性があります。歯に限らず、健康には注意を払っていますし、きれいな白い歯をしていても歯並びはそのままという人も多くいます。しかしそれも、ここ最近変わってきているようです。

歯並びが悪いとかみしめる能力が下がり、咀嚼が不十分になりやすいため、食事の食べ物をどんどん飲み込んでしまい、早食いになってしまいがちです。そうなることで、体型や胃腸に影響が出て来ます。また、磨き残しが出やすいため、虫歯にもなりやすいのです。

しかし、日本では歯列矯正は基本的に保険が適用されません。なぜなら、保険適用となる治療は、健康や身体の機能性に影響がある場合のみに限られているからです。歯列矯正は審美治療に該当しますので、とても高額になってしまい、ほとんどの人が矯正をしていないため、歯並びが悪いことに違和感がありません。

口臭がひどい理由に、噛み合わせが悪いため唾液の分泌が悪く、ドライマウスになっている可能性が疑われることがあります。この場合の歯列矯正も保険が適用されません。米国では親が離婚しても、父親は子の矯正治療費用を負担する義務があります。歯並びが悪いのは親の責任として裁判でも認めています。**歯並びは言葉の信用と判断**する傾向があるため、**恥ずかしくない大人になるための親の責任**と考えられているのでしょう。

## ▼歯周病以外の理由

以上のように、日本人の口臭の原因には欧米との環境の差が見られます。パーソナルスペースが広い社会的要因により、ケアに対して不注意になり、さらに相手の目に注意がいくので、口元はそこまで意識せずに会話するのが理由です。

また、その他の理由として、日本語は喋るときに舌を動かさないで発話するため、とも言われています。日本語の発音は、外国語と違って発音があいまいでも通じてしまいます。そのため、発音する場合の舌の位置にもはっきりとした、あるべき場所というのがないのです。

外国語は舌をよく動かします。言葉によって上下前後によく動かさないと正確に発音できません。それに比べて、日本語は口の中を狭くして、舌は下あごの上にだらんと力を入れずに置いて話します。タ行のみが少しだけ舌が上がるくらいです。

外国語を話せる方は、ご自身の発音とネイティブの発音が全く違っていることに気づかれているのではないでしょうか。話せるはずなのに日本人の発音ではネイティブに聞き取りにくく、聞き返されてしまいます。外国の人も、日本語に慣れてから母国に帰ると、しばらくは発音の仕方が思い出せず、はっきりしない発音で話してしまい、ようやく慣れてきた頃に舌の根元や口の周りの筋肉が突っ張るような感覚を覚えるそうです。

日本人は食後にガムを噛まない、ということもあります。食後にガムを噛んで唾液を出すことで口臭予防になるため、日本でも高級焼き肉店などで無料のガムが配られることがあります。これは、ガムに含まれている香りでごまかしているだけではなく、唾液が持っている洗浄効果を活かすためのものです。しかし、ガムを噛んで歩いているとマナーが悪いと判断されたり、顎に負担がかかるため疲れてしまったり痛めることもあるので、必ずしも良いことばかりではありません。マナーを考えると人前では控えた方がいいかもしれません。

さらには、日本人は勤勉すぎてストレスを溜めやすいのではないか、とも言われています。アメリカのビジネスマンと比べると、同調圧力やさまざまなハラスメントのため、ストレスが一部の人に集中してしまう環境になりやすいのかもしれません。

また、逆説的ではありますが、歯を磨きすぎて口腔を痛めているのではないか、とも指摘されています。日本では、しっかりとしたブラッシングケアが推奨されているため、歯ブラシで1日に何度も、食べたらすぐにゴシゴシ磨いているため、口の中が傷ついて細菌が繁殖しやすくなっているのではないか、というものです。それでも、洗浄しているわけですから、きれいにはなっているはずです。しかし、どうやっても口の中には細菌はある程度いるものです。それが臭うか臭わないかは、口の中が乾燥しているかいないかの問題が重要になってきます。歯磨き習慣は唾液が出てくるような刺激ではないため、清潔にはなるものの、口の中が一時的に乾きやすい環境になります。歯磨きの洗浄効果はとても大切ですが、口の中の乾燥には気をつけていなければなりません。

## ▼アメリカは高い医療費に守られている？

アメリカに国民健康保険がないことは先述しましたが、そのため、虫歯や歯周病になろうものなら、目の玉が飛び出るほど高額な医療費がかかります。

たとえ民間の保険に加入していたとしても、次回の掛け金が跳ね上がってしまうことになり、初めての虫歯治療が最後の治療になる可能性があります。アメリカでは、車を買うか歯を治すか、選ばないといけないのです。そのため、口の中の健康にはことさら力を入れて自分で守ろうとするわけです。

それに比べて、日本は健康保険によって守られているため、ある程度の治療ならば安く治してもらえます。特に美しさを追求するつもりがなければ、保険の範囲内で治療をすれば済む、と考える方が多いのです。口臭ケアどころか、虫歯の痛みがいよいよ我慢できなくなってから慌てて歯科医院にＳＯＳするような人もいます。

これからの日本の歯科医療は、治療だけでなく予防に力を入れなくてはいけません。生理機能を上げ、人間が本来持つ殺菌能力を維持すること、違和感があれば早めに病気などの原因探しをすることが大切です。生活習慣を改善し、菌の全てをなくすのではなく、口の中を正常な状態にもっていくのが本来のあるべき口内ケアです。口臭を完璧になくすのではなく、周囲の人に感じさせないレベルを目標にします。そして、自分の口臭を誰も気にしない様子を見て、自分でも口臭のことが気にならなくなったとき、目標は達成されたと言えるでしょう。

## ▼アジア人と欧米人の違い

２０２１年、サンスターの全世界調査で、お国柄が如実に表われる数字がありました。まず、日本人は歯科医院の予約を無視することが最も少なく、12％です。全世界平均では約30％となっています。特に経済先進国のアジア人は予約を守る傾向があります。欧米人では、フランス人の21％がいちばんまともで、あとはそれ以下になります。調査対象国の中で最下位だったのは、アルゼンチンの44％！　これで歯科医院の経営をやっていけるのか、心配になるほどです。

他には、アメリカ人の25％は知覚過敏を経験しているようです。日本ではわずか６％ほど。強すぎる薬剤による過剰なセルフケアで、歯のエナメル質が傷んでいるのかもしれません。

この調査でも、アジア人は口臭を気にする人が多く、1日2回以上歯磨きをする人の割合も世界の他の地域より多く見られました。

特に日本人は、口の中の健康だけでなく、全身の健康のために歯磨きを行なっていると答えた人が38%で、全体平均の21%を上回り、ダントツの1位です。清潔さと健康に対して意識の高い国民と言えるでしょう。

日本人は、香りに敏感でいやな臭いを徹底的に嫌う国民性ということがわかります。そして、芳しい香りを愛で、心のゆとりにしてきました。それなのに、実際は世界の人から口が臭いと思われているのは悲しくて仕方ありません。

# 3章

# 口臭について

## ▼食後のケアについて

食事由来の口臭の場合は、当然食後に臭うのですが、歯周病性の口臭を持つ人はむしろ食後にはほとんど口臭がなくなります。

食後は口の中に十分に唾液が出され、唾液に含まれる成分のリゾチームの働きによって清潔に保たれています。食べかすは口の中、おもに舌の上や頬と歯の間などにたくさん残っていますが、石灰化した歯石を残し、プラークはきれいさっぱりなくなっています。じつは、食べ物と一緒に、あの悪臭を放つプラークを全て飲み込んでしまったのです。でも、問題はありません。胃袋は強い酸の海です。プラークごときに負けることはありません。

しかし、食後のケアもせず数分も経てば、すぐ元の臭いは戻ってきてしまいます。

プラークが形成されてから細菌が歯を溶かし始めるまで、少なくとも24時間以上はかかります。こまめに歯磨きをする意味は、じつはそれほどありません。それよりも、1日1回は、20~30分かけてじっくり丁寧に磨いたほうがいいかもしれません。歯磨きは、1日に何回やったとしてもプラークをきちんと取り除けていなければ意味がないからです。

口の中はキッチンのシンクに置いてある三角コーナーと同じです。どんどん食べ残しが蓄積され、悪臭の原因になります。

## ▼舌苔《ぜったい》の汚れ

舌が汚い人を見ると、不潔な印象を受けてしまいます。真っ白だとか、舌の上側が直前に食べたものの色に染まっているのを見かけます。色素の強いものを食べたあと、食べ物のにおいと同時によく染まった舌を見ると、舌が不潔だから口臭が強いのだろうと思ってしまいます。

舌の上側の表面のざらざらした部分に口内の細菌が堆積して苔状になった白いものを、舌苔《ぜったい》といいます。舌苔《ぜったい》は、おもに食べかすや舌の上皮細胞、口の中の細菌でできています。アレルギー摂取や喫煙習慣のある人、口呼吸になっていたり虫歯を放置したままにしておくと、唾液の分泌量が減少して口内が乾燥した状態が続きます。その結果、口の中の雑菌が増えやすくなり、病的に真っ白くなることがあります。

舌苔《ぜったい》には胃腸の健康状態が現われやすく、その場合も異常なほど真っ白に変色することがあります。

この舌苔《ぜったい》には嫌気性細菌という菌が潜んでいて、口中のタンパク質を分解する働きがあり、その過程で発生する硫化水素やメチルメルカプタンなどの揮発性硫黄化合物（ＶＳＣ）などが口臭の正体です。

- 硫化水素～硫黄ガスのような、卵が腐った臭い
- メチルメルカプタン～魚や野菜が腐ったような臭い
- ジメルサルファイド～海藻や生ゴミのような臭い

特に舌苔《ぜったい》はよく見えるため、舌苔《ぜったい》を取ってしまえば口臭がなくなるような気がするのもわかります。原因にもよりますが、口臭の原因は舌苔《ぜったい》なのではないかと早合点して、自分でこそいで落としても、口臭がなくなるというわけではありません。

舌苔《ぜったい》を嫌ってむやみに落とし過ぎると、口の中が小鳥の雛のように真っ赤になり、ピリピリとした痛みを感じる状態になります。味覚障害が起こって何を食べても味がしなくなることもあるでしょう。舌の状態も診てくれる歯科医をおすすめします。

舌苔《ぜったい》が全くない、一見きれいに見える人はむしろ異常で、表面にある程度薄くあるのが普通です。舌苔《ぜったい》を憎んで、舌みがきで舌苔《ぜったい》を全くなくしてつるつるにしてしまうと、かえ

って口臭はひどくなってしまいます。なぜなら、舌に唾液を含む能力がなくなり、口の中が乾燥した状態になるので、少しの常在菌でも臭ってきてしまうからです。

ただし、表面がべとべとになるほど多すぎれば、口臭の原因となります。正常な範囲の舌苔《ぜったい》であれば問題はないことを理解しておきましょう。

## ▼唾液の分泌と唾液腺マッサージ

唾液の量は個人差が大きく、季節や年齢、性別、体力などによって差があります。

唾液には、刺激などなくても出てくる安静時唾液と、食事などをすると出てくる刺激唾液があり、常に口の中を十分に湿らせています。唾液は口中のためのみではなく、全身が正常であるためにもなくてはならないものです。病気をしたりして唾液が減ると、噛めない、飲み込めない、口が回らない、味がわからないなどのトラブルが起こってしまいます。

唾液の出にくくなる薬があります。これも医師の指示に従って判断してほしいのですが、抗ヒスタミン剤、もしくは降圧剤や筋弛緩剤、向精神薬なども唾液が出にくい症状が出ることがあります。

**唾液腺マッサージをすることで、唾液を出しやすくすることができます。**ドライマウスを治療する方法も効果があるとされています。まずは**耳下腺**、左右の耳の付け根にある耳下腺の上を親指以外の４本の指でぐるぐる回すようにマッサージをしてください。頬骨の少し後ろあたりを揉むようにすると効果的です。次に、唾液量の60％〜70％を出すといわれる**顎下腺**、顎の下部分、顎の骨の内側を親指で押すようにします。舌の下から唾液が出るのを感じるはずです。そして**舌下腺**。舌下腺は舌の下側に存在します。顎の下腰部をゆっくりと突き上げるように親指で押してマッサージしてください。

他にも、近赤外線と超音波を発する特殊な口腔ケア機器を使用して口の中をマッサージすることで唾液の分泌を促す治療法があります。

ちなみに、**唾液腺マッサージが持続的に口臭防止に効果があるというのは広島大学の研究でも実証されています。**

## ▼サラサラの唾液とは

普段からある生理的口臭は、午前中に起こりやすいため、朝ごはんをよく噛んで食べる

## ■唾液腺マッサージ

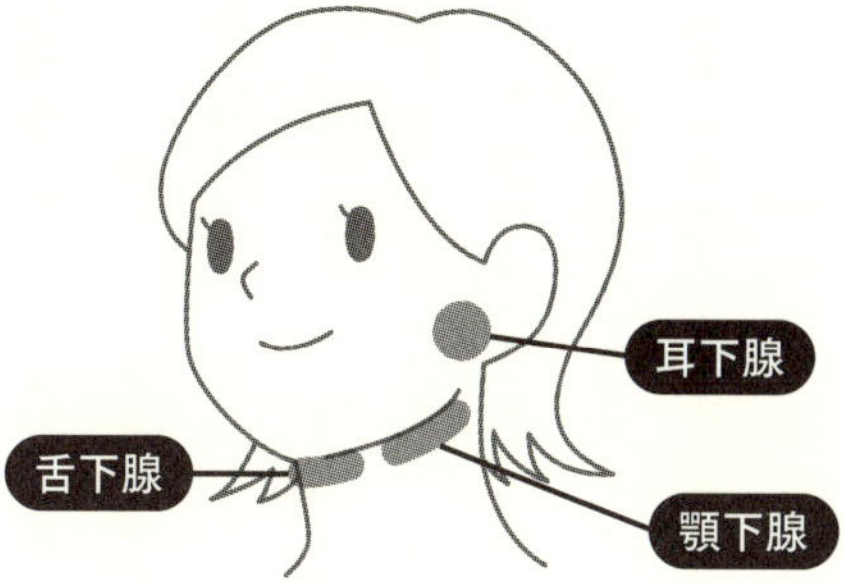


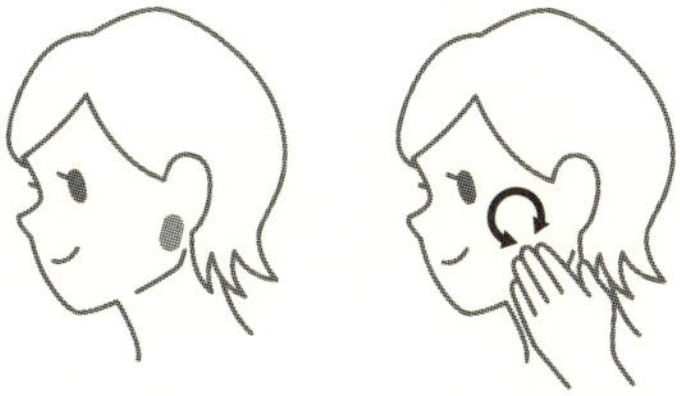

**❶耳下腺マッサージ**

指数本を耳の前(上の奥歯あたり)に当て、10回ほど円を描くようにマッサージしていく。

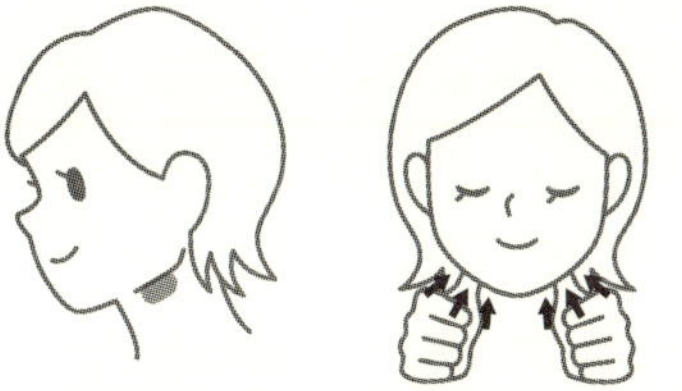

**❷顎下腺マッサージ**

顎のラインの内側のくぼみ部分3〜4か所を順に押していく。目安は各ポイントを5回ほど。

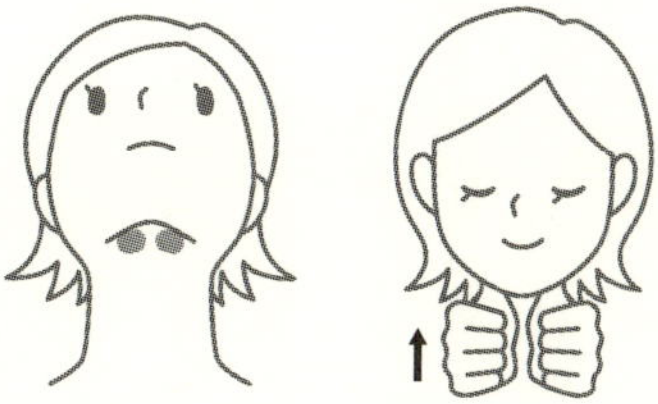

**❸舌下腺マッサージ**

顎の中心あたりの柔らかい部分に両手の親指を揃えて当て、10回ほど上方向にゆっくり押し当てる。

ことで口臭を防ぐことができます。朝ごはんをきちんと噛んで食べることで、自律神経を活性化させ、サラサラの質の良い唾液を出すことにもなります。

耳下腺、舌下腺、顎下腺という一対の大唾液腺から90％以上の唾液が出ています。耳下腺は最も大きい唾液腺です。下顎の骨、えらの部分のすぐ後ろ、耳の前下あたりにあります。耳下腺はサラサラの唾液を分泌する漿液腺《しょうえきせん》でできています。

舌下腺は舌の下にあります。漿液腺だけでなく、ネバネバとした唾液を分泌する粘液腺も少しあります。この耳下腺と舌下腺がおもにサラサラの唾液を出しており、副交感神経優位のリラックス状態でも活発に唾液を出します。

強い危機を感じると、交感神経が作動し、唾液がサラサラしたものからねばねばした泡状のものに変わります。水分が減り、乾燥して、声が出しにくくなることもあります。ストレスがかかると口が乾くのとは対照的に、気持ちよさそうに昼寝している人が出すよだれは、水分が多いためツルツルになります。

顎下腺は顎の側面の下にあります。粘液腺と漿液腺《しょうえきせん》が混合で存在し、粘液腺が多めです。他にも口唇腺、口蓋腺、頬線などの小さな唾液腺があり、粘液腺が多めに出てきます。

## ▼唾液の力

唾液には食べ物を飲み込む助けをするなどの役割がありますが、口の中を健康に保つことにも役立っています。

**1．洗浄効果**

唾液は1日1リットルから1.5リットルも出ています。口の中に川が流れているとも表現されます。この唾液によって口の中の細菌は洗い流され、胃酸で溶かされます。

食べ物を噛むこと、飲み込むことにも唾液の助けがないとうまくいきません。

**2．殺菌効果**

リゾチームという酵素には、殺菌の細胞壁を壊して増殖を抑える効果があります。ラクトフェリンには、プラークの固まりである共凝集の発生を抑える効果等があり、LPSを無毒化する効果があります。LPSというのは、グラム陰性菌である歯周病菌が出す毒素LPS（リポポリサッカライド）です。歯周病菌を殺菌した後もこの毒素だけはしつこく残り、炎症や組織破壊が進行する原因となることが知られています。ラクトフェリンは、

ＬＰＳに積極的に結合することでこの毒素を不活性化してくれます。

唾液に含まれるＩｇＡ抗体（免疫グロブリンエー）は、喉などの粘膜表面で病原性細菌やウイルスにくっついて無力化してくれます。

さらに、止血作用もあることがわかっています。唾液は、まさに天然の万能薬といっても言い過ぎではないのです。

**3．歯のコーティング**

唾液の中にはムチンという糖タンパクがあり、このムチンによって歯の表面に薄い膜ができ、これをペリクルと呼びます。ペリクルは、歯のエナメル質を酸から保護したり、過剰に常在菌が増えすぎないように保ったり、脱灰を防いで再石灰化を助けたりと、歯や口の中の粘膜にとって大切な役割を果たしています。ペリクルが歯や口の中の粘膜に付着することで、口の中の良い細菌がくっつきやすくなるのですが、悪い細菌もくっつきやすくなってしまう面もあります。

**4．ＰＨの調整**

歯の外側は硬いエナメル質でできていますが、これが酸に対して弱い性質を持っています。食後は、口の中は酸性に傾いてしまうため、歯が弱くなってしまいます。そこで、口の中を中和するために唾液が出て水分を増やします。これによってＰＨの値は5.6～8.0ぐらいに戻るのが一般的です。

**5．再石灰化**

唾液には自然に歯を修復する力があります。常に起きている自然治癒のメカニズムになります。唾液の中にカルシウムやリンといった歯を構成する成分が含まれており、失われたミネラルを補給し、エナメル質の結晶を新しく形成して元の健康な状態に戻します。

## ▼水分補給

こまめに水を飲むことで口臭を抑える方法もあります。食後は口の中が酸性に傾きやすく、細菌の活性が高くなりがちです。唾液が中和してくれるのですが、唾液を出すにも水を飲まなくてはいけません。食べ物の中にも水分はありますが、ソフトドリンクではない、ただの水を飲む機会は減っているのではないでしょうか。

口の中の食べかすを処理するために歯磨きをすることは間違っていませんが、唾液にはさまざまな効果があることからわかるように、唾液の成分にはたくさんの物質が含まれています。せっかく力のある唾液が食物によって分泌されたのに、安易に外に出すことはもったいない。軽くうがいをしてすすぐくらいなら、より唾液を出させるために水を飲んだ方がよいといえます。

水分補給は朝の寝起き時にも効果的です。夜間の乾燥状態で口の中には細菌が増えています。まずは歯磨きをしてから水を300ミリリットルほど飲みます。人は眠っている間も400ミリリットルほど汗をかくと言われており、血中の水分も減っているため、寝起きに水分を摂ることは全身の健康のためにも効果があると言えるでしょう。

## ▼ドライマウス

ドライマウスは、口の中が乾燥する状態を指します。つまり、ドライマウスという症状であって、ドライマウスという病気は存在しません。原因はひとつではなく、はっきりしたことがわかっていないため、明確な治療法もありません。

まずは、カフェイン、アルコール、煙草などの嗜好品、水分不足、噛まない食事習慣などを見直すことが大切ですが、全身の病気が原因で口が乾くこともあります。

現代人は、深夜までスマホやPCのモニターを眺め、夜更かしをすることで交感神経を優位に傾けてしまい、それが続くと唾液が減ったままになります。

唾液の少ない人は細菌が増えやすく、口の中の炎症の原因にもなります。

口臭予防には、口の中を乾燥させないことがとても重要です。鼻づまりによる口呼吸習慣やエアコンの使い過ぎもドライマウスの原因になります。

ドライマウスの人は、唾液の分泌量が減って口の中が潤わず、ネバネバした感じになって、パンなど乾いた食べ物が食べにくくなります。

進行すると、唾液の清掃効果の低下によってプラークがつきやすくなってしまいます。ストレス環境にいると自律神経が活発になり過ぎてしまい、唾液量が減り、嫌気性菌が増えて、いやな臭いを発生させてしまいます。さらに、乾燥によって免疫力がうまく働かなくなり、外から口の中に飛んできた細菌に負けて環境が悪くなり、虫歯になりやすくなるのです。

また、唾液が少なくなることで粘膜保護作用が低下して舌のひび割れや痛みが起こるとか、入れ歯が合わなくなるなどの問題が発生することがあります。さらに、粘膜の神経が刺激を受けやすくなって、口の中の温度が上がっていることが自分でもわかるようになります。口を開けると、餌を求める小鳥のように全体的に赤っぽくなっています。このときには舌も不自然にピンク色になるのですが、本来、舌の上は健康であれば舌苔《ぜったい》があるため薄く白くなっているものです。

歯科医師に相談して安静時の唾液分泌量の検査などを行ない、薬物療法や唾液腺のマッサージなど、適切な治療を受けることもできます。ドライマウス対策に積極的な歯科がおすすめです。

そのドライマウスの診断の流れですが、まずはアンケートでドライマウスの自覚症状についての問診チェックを行ないます。次に、検査用のガムを10分間噛み続けて、その間に出た唾液の総量を測定する唾液量検査を行ないます。ここで自覚症状があり、口の中を診察した際に舌苔《ぜったい》が多く強い口臭などの症状が認められ、さらに唾液量検査での唾液の分泌量が10ミリリットル以下であった場合、ドライマウスと診断します。

原因が内科の問題によるものと疑われる場合は、連携した治療が必要です。ドライマウスと診断された場合、さらに 99mTcO4- という薬を用いて唾液腺シンチグラフィー検査をすることがあります。その結果、唾液をつくる機能が低下していると診断された場合、原因を探るためにさらにさまざまな問診が行なわれます。**重度のドライマウスの診断・検査**

**は大学病院等の口腔外科**が安心かもしれません。

ドライマウスが原因による口臭を緩和する治療法には殺菌水を使用した治療法があり、これは口内にいる歯周病菌や虫歯菌といった、口臭の原因になり得る菌を殺菌する方法です。

軽度のドライマウスの場合、洗口液やスプレーだけが処方されることもあります。これらの製品は、口内を潤す役割を果たします。また、保湿ジェルに比べて広がりやすく、手軽に何度でも使用できるという利点もあります。

そのほか、唾液の分泌を促進するサプリメントなどもあります。サプリメントや薬品を使用した治療法については、ドライマウスの治療では口の中を潤わせることが不可欠ですので、人工唾液や保湿ジェル、唾液分泌促進薬、漢方薬、保湿剤が含まれた洗口液・スプレーなどが処方されることが多いようです。たまには極端にすっぱいものを食べるのもよいかもしれません。

一般のドライマウス治療には保険がきかないので注意が必要です。ただし、指定難病のシェーグレン症候群（自己免疫疾患）など、他の病気が原因となると例外となります。

現代病と言われ、恐れられている糖尿病にはたくさんの症状がありますが、やたらと喉

■数多くあるサプリメントの一例

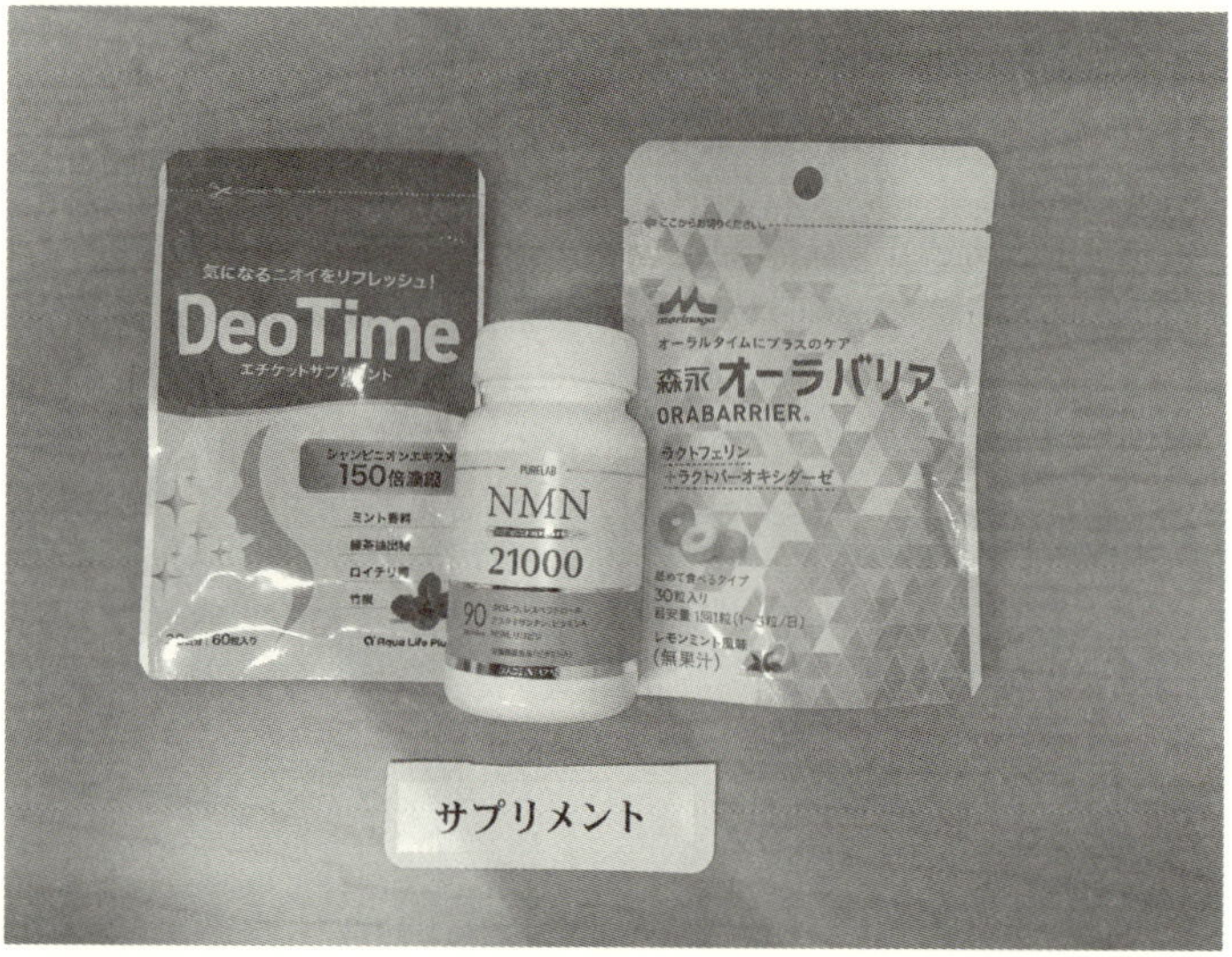


が渇くというのも糖尿病の症状のひとつです。

腎臓が病気になると尿が増えたり減り過ぎたりして、体の水分量のバランスが損なわれるため、唾液が減ってしまうことがあります。ドライマウスの改善法として、前述した唾液腺マッサージの際にレモンなどを想像する暗示療法（条件反射療法）も効果が期待できます。酸の多いレモンを思い浮かべてマッサージをするのがとてもおすすめです。

## ▼女性は特に注意が必要な症状

ドライマウスは女性に多い症状といわれています。ホルモンの出方に周期があるため、体調を崩してしまいやすいからです。年を取ると女性ホルモンのエストロゲンが減り、口が乾くこともあります。また、橋本病やパセドウ病など、甲状腺の病気でも口の乾きが症状として出る場合があります。

女性で口臭に悩んでいる人は男性の3倍ほど多くいるといわれています。女性はおしゃれに気を遣っているということもありますし、ニオイに敏感だということもあります。女性特有の感性があるからということでしょう。

また、別の角度から見れば、女性同士の同調圧力が強いこともありますし、友達同士の横のつながりを男性より強く求めるため、孤立しないために口臭に対してより不安を感じることが多いからではないでしょうか。

自分の臭《くさ》い息は目には見えないため、本人は気づかないが周りは全員気づいていていて、誰もが黙っている――まるでホラー映画に出てくる恐怖の存在みたいですが、現実に、女性のほうが歯周病リスクは高い傾向にあります。歯周病悪化に女性ホルモンが関与しているからです。

まず、初潮の時期に女性ホルモンが増え、血液量が多くなり、歯肉が刺激に敏感になるため、炎症を起こしやすくなります。次に、妊娠や出産の時期。妊娠中はプロゲステロンが出されるため、バランスが変わります。また、口腔のケアをおろそかにしがちになることもあります。妊娠や月経に伴って、心理的な面からも唾液量が減り生理的口臭が発生します。特に、つわりの時期はにおいに敏感になって気分が悪くなったり、妊娠後期には食べ物に手を出しまくったり歯磨きを怠りがちになることから虫歯のリスクもあります。

最後に、閉経。更年期になると、女性の体は骨粗しょう症が進み、組織が弱ってしまいます。40代以降の女性は口臭がキツくなりやすいと言われています。更年期の症状が出始めるころで、肌や目が乾燥しやすくなり、ドライマウスも現われやすくなります。唾液の分泌が減ると口の中が乾燥しやすくなり、細菌が繁殖しやすい環境になります。細菌の増殖は口臭を招くのです。

## ▼口呼吸

口呼吸の習慣はさまざまな病気の元になります。対外的にも口を開けている人は見栄えが悪いのですが、自分の体への影響は口の中が乾燥してしまうことをきっかけに起こるものが多くなります。

まずはリラックスを心がけ、口で呼吸しないよう気をつけましょう。そのために鼻詰まりをなくすなど、自分でできることもあります。

口呼吸をしている人の多くは、鼻詰まりが慢性化して放置したままになっており、自分でおかしいと感じにくくなっています。耳鼻科で詰まりを取ってもらうと、呼吸がラクにできることに感動するかもしれません。

睡眠時無呼吸症候群とイビキ、口臭の関係も指摘されています。この場合には歯科医師から耳鼻科を受診するように言われることもあります。

## ▼噛むことについて

大昔の原始人は、何のケアもしなかったから虫歯だらけだったのではないか、と思われる方もいるかもしれません。実際はそんなことはありません。なぜなら、当時は食べ物が今ほど柔らかくなかったと考えられているため、噛む回数も多く、食事時間も長かったからです。よく噛むことで、たくさん唾液を出しながら食事をしていたはずです。一説には、現代で千回噛んで10分で食べてしまうものを、弥生時代では4千回噛んで50分かけていた、と推測されています。

よく噛んで食べることで唾液は促進され、口臭は抑えられますが、それらの習慣の多くは子供時代に形成されたものです。

1. 食事をゆっくり摂ること、よく味わうこと。
2. 咀嚼途中の食事を、ドリンクで流し込まない。
3. テレビなど食事以外に気を取られない。
4. 歯ごたえのある食品も食べる。

5. 野菜を多めにし、加工肉などの食品を減らす。
6. 丁寧に、価値のある食事と思って食べる。
7. 炭水化物や砂糖を含む粉系の食べ物など、酸化しやすいものを減らす。

昔と今では、生活環境や食に対する考えも多様化していますが、これらの決まりを、大人になっても面倒臭がらずに守ることも大切です。

## ▼姿勢が悪い人

姿勢が悪いと口臭が治りづらくなります。背骨が曲がっていていつも下を向いているような人は口臭の重症度が高く、なかなか治らない傾向があります。姿勢と口臭の関連については、三つの理由が考えられます。

第一には、姿勢が悪い人は腸内環境が悪くなるということが挙げられます。体を曲げていることでお腹を圧迫し、胸の動きが止まっているので、消化不良を起こしやすく、その結果、腸の中に便やガスなどが滞留することで口臭を強めることになります。また、背中を曲げて椅子に座ると、骨盤はお尻を前に出し首を前に突き出すような座り方になってしまいます。すると、首周りの筋肉、特に飲み込むときに使う首の筋肉や顎の周りの筋肉が緩んでしまい、咀嚼が中途半端なまま飲み込んでしまうことになり、胃や腸に負担をかける食事になってしまいます。食事どきは、足をぶらぶらさせず、きちんと踏ん張り、体は正面を向けてきれいな姿勢で食事を摂ることも口臭を悪くしないための対策になります。

二つ目は、人は姿勢で気分が変わるということです。下を向いているだけで気分は下がってしまい、不安が強くなり、話したくなくなり、塞ぎ込んでしまいます。呼吸も浅くなるため、交換神経が優位になって疲れやすく、動きにくい体にもなります。この体のダメージが慢性的なストレスとなり、活動を抑制してしまいます。結果として精神的な不安に負けてしまい、それが唾液の減少、もしくはネバネバの唾液を招いて、口の中の細菌バランスが崩れてしまいます。さらに、周囲にも暗い印象を与えたり、不安を与えて、その結果避けられ、ストレスのある関係をつくってしまうかもしれません。

三つ目は、姿勢が悪い人はエネルギー不足であるということです。人間は食事によってエネルギー食物を消化吸収し、細胞の中でエネルギーを合成していますが、特に細胞の中のミトコンドリアによって多くのエネルギーはつくられています。偏った食生活や不規則な生活習慣、またはストレスが原因になることでエネルギーを生み出す能力が下がってしまいます。ジャンクフードやお菓子など、すぐエネルギーになる食品は腸内環境を悪くしてしまうため、ミトコンドリアでエネルギーをつくるためのビタミンB群を使い切ってしまいます。そのため、食事によって得たはずのエネルギーをつくれない体になってしまい、簡単にエネルギーに交換できる砂糖を異常に欲しがるようになります。ミネラルやビタミンB群の不足は、気分を落ち着かせるコルチゾールなどのホルモンの生成にも影響が出るため、精神のバランスにも影響が出てきます。

歯がものすごく痛いのに口の中はどこも悪くないという、筋・筋膜痛症候群という症状があります。これは、噛むときに使う顎や側頭部の筋肉が固まっているため、鋭い痛みやしびれを発するものです。こうしたケースでは、普段から、口を閉じていても上下の歯をずっとくっつけていたり、普通にしていても頬の内側を噛んでしまったりします。

姿勢の問題は重要で、体のあちこちに痛みが出てくるので気をつけたいものです。早食いや猫背、スリッパ習慣によっても体の姿勢は悪化し、口呼吸やドライマウスなども招いてしまいます。

## ▼腸漏れ

腸漏れ（リッキーガット）とは、腸の壁から体内に通すべきでないものまで血管内に漏れてしまっていることを指します。細菌やウイルスなどが血管に漏れてしまうため、結果として口からさまざまな悪臭が漂うことになります。そうならないためには、普段から腸の健康を保つために四つのフリーを心がけることが望まれています。

まずは、グルテンフリーです。小麦が体質に合わない人はもちろん、そうでない人も便秘の改善などの効果が見られます。1か月から3か月くらい続けなければ効果がないと言われていますが、炭水化物の摂り過ぎによって腸内環境が悪化している人が多いため、効果は出やすいと言えます。

二つ目はカゼインフリーです。牛乳にはカゼインとホエイの2種類の蛋白質が含まれていますが、大きな違いは体への吸収速度になります。ホエイは水溶性のため吸収が速く、カゼインは不溶性のためホエイよりも消化吸収に時間がかかることが特徴です。市販されている牛乳は、高温殺菌されるためビタミンもなくなっています。

三つ目はシュガーフリーです。脳のエネルギー不足によるイライラから、つい甘いものによるエネルギー補充を選んでしまうと、体が砂糖中毒のような状況になってしまいます。これを繰り返していると、ストレスから副腎疲労を起こし、コルチゾールが出にくくなるため、慢性の疲労による鬱症状を起こしてしまうこともあります。

四つ目は保存料のフリー。リン酸塩の過剰摂取はよくないと言われています。リン酸塩はミネラルと結合し体外に排出されるため、ミネラルの体内での吸収を阻害してしまうことになります。これも体調不良やホルモン不調の原因とされています。

他にも、アメリカの研究では亜鉛不足による囚人の凶暴化が報告されており、亜鉛を栄養素として摂らないと適切な脳内ホルモンが生成されず、精神のバランスを崩してしまうことがあるようです。一般に、亜鉛が不足すると腸管バリアの要である粘膜上皮細胞同士を密着させる構造物を弱くすることが知られています。そのために腸漏れの状態が起こるのです。また、亜鉛不足は腸内フローラのバランスを悪くすることもわかっています。

まったく別の原因として、カンジダ病のカンジダ菌が暴れている可能性があります。カンジダ菌は、真菌、つまりカビの一種です。普段は口の中、消化管、膣などに常に生息していて、酵母型の日和見菌として無害ですが、腸内がアルカリ性に偏ってくると菌糸型の悪性菌に変化します。こうなると、カンジダ菌は腸管に刺さって細胞内のヒアルロン酸を吸収し始め、腸内の毒物を血管内に漏れ流してしまいます。体内がこの状態になると、体調不良と同時に砂糖を渇望する状態になります。

腸漏れによる口臭を起こさないためには、前項の四つのフリーを検討して、慢性疲労がある場合は改善をすることです。

他にも、マグネシウムを中心にミネラルの補給をして便秘を改善することも重要です。まずは、グルタミン酸を摂取して腸粘膜を治す。そしてプロバイオティクスを参考にすることで、腸内を弱酸性に保ってください。そうすることで腸漏れを予防することができます。

## ▼その他の疾患・症状

### ◎アレルギー性鼻炎

アレルギー反応によって鼻炎や後鼻漏になることがあります。後鼻漏とは、鼻から喉に流れている鼻水のことで、普段は全く気になりませんが、たくさん喉に流れ込むことで違和感や咳、痰などの症状が出てきます。後鼻漏自体は臭いませんが、体が余分な粘液を除去できずに細菌が蓄積すると、口臭の原因になります。効果の高い市販薬も売られているので、服用するとアレルギー性鼻炎の症状を和らげることができます。

**◎胃食道逆流症**（ＧＥＲＤ・ガード）

胃食道逆流症は、特にカフェインを大量に摂取する人によく見られる症状です。胃から食べ物が口に逆流し、胃酸による酸味が生じます。強い酸であるため、逆流してきた胃酸による刺激臭が口臭として外に出てくることがあります。食後数時間経つと、臭いがひどくなることがよくあります。

## ▼臭《にお》い玉

臭《にお》い玉とは、膿栓《のうせん》とよばれる小さくて白くやわらかい塊のことのことです。喉の奥にある、左右の扁桃腺の手前、小さなくぼみの陰窩《いんか》にでき、自分でも鏡を使って確認することができます。扁桃腺結石とも呼ばれ、おもに死んだ細胞、食べかす、細菌その他の微小な物質が混ざり合ってできています。

白や黄白色、黄緑色をしており、空気の悪いところで過ごしたり宿泊したりするとできることがあります。乾燥した季節には空気中のホコリが口の中に入り、これが臭い玉に付着してさらに成長し、大きくなります。潰すとドブのような大便のような、強烈な臭いがします。

自分で臭い玉を取る方法にはいくつかあります。

- うがいで取る：殺菌効果のある市販のマウスウォッシュを使ってください。奥まったところのものは、なかなか取れないこともあります。
- シャワーの水圧で取る：喉に向かってシャワーを当てることで弾き飛ばします。
- 綿棒で押して取る：ぐっと押すとくぼみからにゅるっと出てきます。喉の奥なので綿棒を突っ込むのは苦手の人もいるでしょう。

ちなみに、シャワーや綿棒など、直接圧力をかけると喉の粘膜を痛める原因となりますので注意が必要です。

歯科でもこの臭い玉を取ることはできます。自分でやることに不安があったり、原因や他の病気のことに心配があったり、声や喉を傷つけたくない方は、歯科医に相談しましょう。細菌の塊ですので、慎重に行なうため、1時間程度かかります。ちなみに、検査と臭い玉の除去治療は保険外になります。治療は、耳鼻咽喉科でも相談できます。

そうならないためにも、普段から喉に細菌がたまらないように注意して生活することが大切です。

## ▼舌や口のエクササイズ

舌は宙ぶらりんの筋肉の塊です。片方しか固定されていないため、複雑な動きができます。舌のエクササイズは、唾液が出ず乾燥しすぎることへのリハビリとして、とても効果があります。ぜひエクササイズをしてください、唾液が出やすくなります。舌がよく動かせないと首が凝ってしまい、痛くなることもありますが、これは筋肉がつながっているためです。

- 舌で歯の奥歯四か所をそれぞれタッチする。
- 舌で両頬の内側を強くぐっと押す。
- 舌を口の外に突き出してぐるぐると回す。

口や舌の筋肉を動かすことで、唾液が出て口臭を抑えることにつながっていきます。唾液の分泌は顎を動かす運動と酸っぱいものを想像した条件反射に左右されます。さらには、ほうれい線や口元のシワなども薄くなります。

- 大きく口を開けて「ら」の口の形をすると、唾液が出やすくなります。
- 口を左右に動かすひょっとこ運動も効果的。

ちなみに、口のエクササイズは、緊張の緩和にも有効です。

## ▼歯茎マッサージの効果

歯茎をマッサージすることで、歯の健康状態を取り戻すことができます。想像以上の効果があるので、ぜひ試してみてください。

歯茎マッサージには、血行促進、唾液分泌促進などの効果があります。噛むことで歯茎にはストレスがかかっています。無意識に歯を食いしばっている人は、予想以上に疲労がたまっています。マッサージを行なうと、筋肉がほぐれて歯茎や口の中にあるツボが刺激されるため、頭がスッキリして、目の疲れや肩の凝りがとれて体が軽くなるのです。

マッサージジェルのハーブミントやマンダリンなどの香りは心を落ち着かせるリラックス効果も期待できます。さらに、顔の下半分のむくみがとれるため、下顎のフェイスラインが引き締まってシャープになります。

ここでは、おもに口の中の健康を中心に説明していきましょう。

歯茎マッサージで血行がよくなると、栄養や酸素が歯茎に運ばれるようになり、細胞が正常に新陳代謝を行なってくれます。歯周病によって歯肉炎を起こし、傷んだ歯茎が修復されます。さらに、口の中の免疫力が強くなることで歯周病が予防できるのではないかと期待されています。

ある調査では、スケーラーによる歯石除菌よりもマッサージのほうが歯茎の細胞増殖スピードが2倍以上上がったという報告もあります。しかし、軽度の歯肉炎には効果があるというものの、歯周病が進行してからの効果は報告されていません。

高齢者は年とともに噛む筋肉が衰えていくため、内臓機能が低下したり噛むことによる脳への刺激が弱まったりしてしまいます。マッサージで口の中のツボに刺激を与えることで衰えを回復する効果が期待できます。

## ▼一般的な歯茎マッサージの実践

マッサージをする前に、まず歯磨きをして汚れを落とします。清潔な指でやさしく時間をかけて歯茎をマッサージします。入浴中に行なうなど工夫したほうがよさそうです。ただし、1日に何回もやるのは逆に歯茎のストレスになるので、おすすめできません。

マッサージには、歯ブラシと指を使ってする二通りの方法があります。

歯ブラシを使う方法では、毛先が軟らかい歯ブラシを使用します。このとき、歯茎マッサージ用ジェルがおすすめです。通常の歯磨き剤は口が泡だらけになるため、長い時間じっくりマッサージすることには向いていません。

歯ブラシは、うっかり力が入らないよう、鉛筆持ちなど、慎重な持ち方をします。毛先の当て方は、毛先が当たるように、歯ブラシのヘッドを歯軸に対して45度ぐらい傾けて当てると効果的です。特に毛先は歯と歯茎の間に当て、こすらずにマッサージしてください。

マッサージの仕方は、ゴシゴシ動かさず、軽く当ててゆっくり震わせるように動かします。力を入れ過ぎると歯茎が傷つく可能性があるので、やさしく小さく行ないます。歯茎を1ブロックずつ、それぞれ20秒マッサージしてください。

指で歯茎マッサージをする際には、まず爪を短く切ります。爪が当たると傷がつくので気をつけてください。手を洗い、歯茎マッサージ専用ジェルを人さし指に付け、指先で歯茎全体に塗ってください。動かし方は歯ブラシと同じです。指のほうが歯茎への刺激が少なく、指の感覚で歯茎の状態が確認できるメリットがあり、おすすめです。

まず、人差し指の腹を歯茎に当て、前歯から奥歯に向かって、小さな円を描いてゆっくりと動かします。特に歯と歯茎の間、歯茎の付け根部分を狙います。ここはプラークがたまりやすく、歯周病を起こす場所だからです。さらに、親指と人差し指で歯茎を挟み込んでマッサージします。余裕があれば、唇や頬の内側の粘膜も人差し指で伸ばすようにマッサージします。ちなみに、口の中には40個のツボがあります。

血流がよく健康的な歯茎は張りがあり、ピンク色です。歯周病になると腫れて炎症を起こしています。歯茎の先端は健康的であれば尖っていますが、悪くなると先端が縮んで腫れ上がっています。

■指マッサージ法

❶歯磨きをして、
しっかり手を洗う

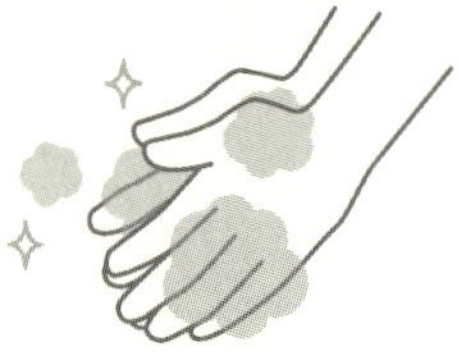

❷人差し指に水または
専用ジェルを付ける

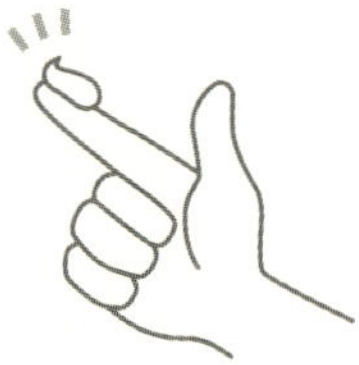

❸軽く力を入れて円を描くように圧を加える

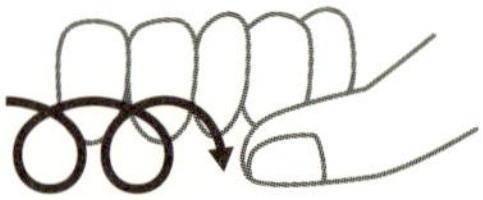

爪で歯ぐきを傷つけないよう注意しましょう
1日1回、入浴中がお勧めです

■歯ブラシマッサージ法

❶歯磨きをする

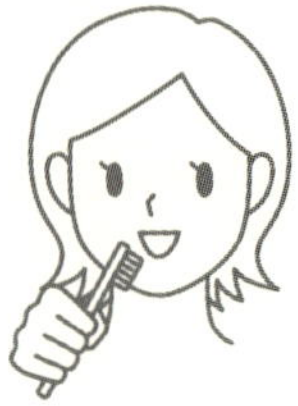

❷毛先を45度に傾けて
歯ぐきに当てる

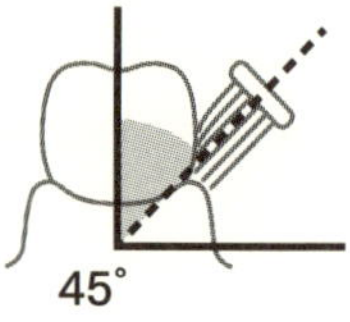


❸微振動を与えて
軽く刺激する

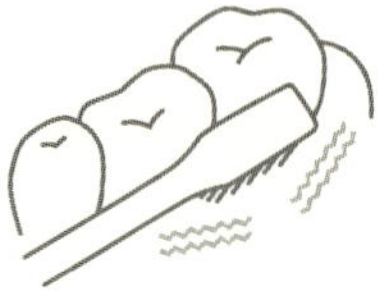

毛先の柔らかい歯ブラシを使いましょう
痛みを感じたら力加減を弱めて行なってみてください

■歯ぐきのツボ

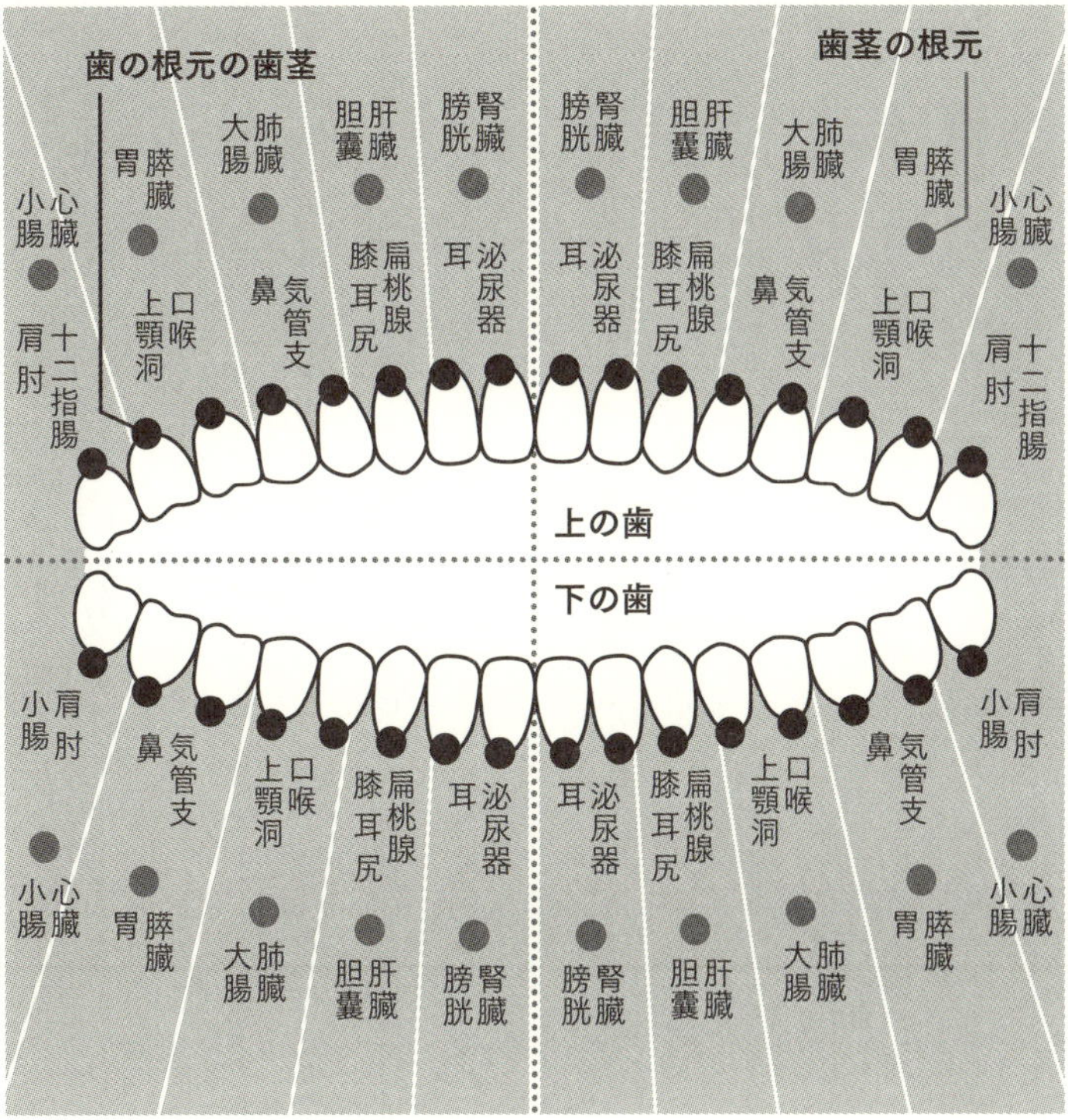

歯の根元の歯茎
歯茎の根元
心臓 小腸
膵臓 胃
肺臓 大腸
肝臓 胆嚢
腎臓 膀胱
腎臓 膀胱
肝臓 胆嚢
肺臓 大腸
膵臓 胃
心臓 小腸
十二指腸 肩 肘
口 喉 上顎洞
気管支 鼻
扁桃腺 膝 耳 尻
泌尿器 耳
泌尿器 耳
扁桃腺 膝 耳 尻
気管支 鼻
口 喉 上顎洞
十二指腸 肩 肘
上の歯
下の歯
肩 肘 小腸
気管支 鼻
口 喉 上顎洞
扁桃腺 膝 耳 尻
泌尿器 耳
泌尿器 耳
扁桃腺 膝 耳 尻
口 喉 上顎洞
気管支 鼻
肩 肘 小腸
心臓 小腸
膵臓 胃
肺臓 大腸
肝臓 胆嚢
腎臓 膀胱
腎臓 膀胱
肝臓 胆嚢
肺臓 大腸
膵臓 胃
心臓 小腸

## ▼要介護高齢者の口腔ケア

在宅のみで介護するケースは少ないと思いますが、ご自宅で介護する場合には、高齢者の口の中の健康にも気をつけないといけません。高齢者の口臭には唾液量が関係しています。健康な成人では、1日に1.5リットルほどの唾液が分泌されますが、高齢者の場合、老化によって唾液線の機能が低下しているため、少ない人だと0.5リットルしかないといわれています。

入れ歯を使用している人も多いので、入れ歯のケアを怠ると、プラスチック部分に口臭の元となる汚れや細菌が付着して繁殖します。入れ歯と粘膜の間に残った食べかす、差し歯の下にできる虫歯などが口臭の原因となる箇所です。

2014年に起こった熊本地震では、震災によって直接亡くなった方よりも、その後の避難生活で「間接死」された方の人数が上回るという事態になってしまいました。

阪神・淡路大震災や新潟中越地震では、エコノミークラス症候群による心筋梗塞が問題になっていましたが、2011年の東日本大震災では、震災後1か月間での高齢者の肺炎の数が多かったことがわかっています。震災から1か月間の75歳以上の間接死131人のうち、肺炎による死亡は44人と34％を占め、最多となったのです。

高齢者の肺炎で多いのは、唾液と一緒に口の中の雑菌が肺に流れ込んで起きるケースで、誤嚥《ごえん》性肺炎と呼びます。これを防ぐためには、口の中を清潔に保つことが効果的で、死亡率が28％程度に減少できるという報告もあるそうです。熊本地震では、すべての死因のうちで誤嚥性肺炎が最多となりました。

誤嚥性肺炎の場合、多過ぎる唾液が悪さをして肺に入ってしまうのではなく、高齢で唾液量が少なく、さらにストレスによって粘り気のある唾液になり、気管に入っても咳き込んで吐き出すことができないために重症化していると考えられています。さらに、避難所の環境だと大きな音の出る咳をしづらいという問題もあります。

**介護を受けておられる方は、ご自宅にいらっしゃってもさまざまな薬を処方されていることがほとんどです。睡眠薬や血圧の薬の影響で唾液が少なくなって、口の中の健康状態は悪くなりがちです。**

## ▼介護口腔ケアのポイント

まず、口の中に問題がないか、デンタルミラーを使って観察します。痛みの原因になる口内炎はないか、歯は欠けていないか、歯茎は腫れていないか、入れ歯によって傷がついていないかを探します。口の中に炎症が起こっていると痛いので、ケアを受けてもらえないこともあります。ケアを受けてもらえる状態かどうかを確認します。

◎スポンジブラシ

洗浄には、口の中ケア用の、柔らかいスポンジが棒先についたものが各社から売られており、とても便利です。舌の上や頬の粘膜、上顎など、口の中全体をケアすることができます。スポンジが軟らかいので刺激が少なく、口の中が敏感な方や、ぬめぬめ汚れがたまりやすい方にお勧めです。

少し前は、ガーゼやタオルなどに抗菌効果のある薬やハーブをつけて口の中を拭って掃除していましたが、指を噛まれてしまうことがあります。

スポンジの柄を噛んでしまい、うまくケアできない場合は、柄をゴムホースに通して、ホースの上を噛ませることで、ケア道具を挿入しやすくなります。

**◎口腔ケア用ウェットシート**

拭き取りタイプの口腔ケア用ウェットシートです。すでに湿っているため、ベッド上でのケアや、ケアがしたくてもその場に水がないときにおすすめです。ノンアルコールのため、刺激が少なくすっきりとした仕上がりになります。

**◎保湿剤**

口の中が乾燥しているときは、保湿剤を全体に塗って潤いを与えます。頑固な汚れや、痰の塊が取れないという場合にも、保湿剤を使用することで軟らかくなり、汚れが取りやすくなります。ジェルタイプとスプレータイプがあります。

**◎舌ブラシ**

舌苔《ぜったい》が猛烈に繁殖している場合が多くあります。舌ブラシによってこの舌苔《ぜったい》を取り除くようにしてください。いくつか種類がありますが、高齢者や要介護の方には、舌を傷つけない軟らかめのものがおすすめです。

**◎マウスウォッシュ**

うがいができる方には、ドラックストアなどでよく見かけるマウスウォッシュを使ってもらいます。液体を口の中に含み、全体に行き渡らせるようにすることで、虫歯や歯周病対策、口臭予防に効果的です。

入れ歯の掃除は、自分でできる間は自助用のブラシもあるので、なるべくご本人にやっていただくほうがいいようです。うまく掃除できていなければ自分で不足を感じることができるので、頭と手元を使った訓練にもなります。周囲の人が何でも手伝おうとせず、できるだけ残っている能力を活かしてもらって最小限の介助になるようにしましょう。

やはり恐ろしいのは誤嚥です。本来、消化に回るべきものが気管に入ると肺炎を起こしてしまいます。これには、普段から口の乾燥に気をつけることが重要で、唾液を出させないといけません。

**1．噛む力をつける**

噛む力をつけることで、覚醒度合や自立度合に好影響があることがわかっています。唾液が出ていない状態で乾燥した食べ物は無理ですが、噛めるうちはしっかり噛んでものを食べることが大切です。

**2．マッサージ**

先述したように、顔の唾液腺近辺をマッサージすることで唾液が出るのを促します。体が固まってしまっている方は、ほぐしてあげることで唾液や胃液を出しやすくさせることができます。マッサージには、飲み込む力を回復させる効果もあります。

**3．おしゃべり**

おしゃべりや歌を楽しめる間は、積極的にしてもらいましょう。口を動かすことで唾液が出やすくなり、ストレスも減って、胃腸の働きが戻ってくれれば、舌苔《ぜったい》の発生もおさまります。一人でじっと黙っていると、どうしても口臭は強くなってしまうので、介助者の負担を減らすためにもおしゃべりは有効です。

**4．いくつかのエクササイズ**

要介護になってもできる、いくつかのエクササイズがあります。

深呼吸や、首の筋肉をリラックスさせるために舌の体操をしたり、体が動かなくても口を大きく開き、「パッ」と発声するだけでも効果があります。

大変なこととは思いますが、ご家族の健康のために、根気強く、できることを探して取り組んでみてください。**通院が困難になった場合には訪問診療をおすすめします。**

■訪問歯科利用の流れ（日本訪問歯科協会の場合）

① 0120-86-4159にtel（9：00～19：00年中無休）

↓

② お困りごと、希望する治療内容の相談

↓

③ 利用が決定したら担当のドクター、歯科衛生士がお伺いします。その際に、お薬手帳、介護保険証の情報もお伺いします。

↓

④ お口の中を拝見して訪問診療のプランと毎月の負担額の概算をお伝えします。

訪問歯科では、歯の治療に加えて誤嚥《ごえん》防止のためのマッサージや口腔のリハビリテーションもやってくれますのでより安心です。担当のケアマネージャーや地域の歯科医師会、日本訪問歯科協会に相談してみましょう。日本訪問歯科協会の正会員のクリニックは、トレーニングを受けた歯科医師、歯科衛生士が登録されています。

# 4章

# 臭《にお》いから匂いへ

## ▼間違ったケアをしていませんか？

２０１６年の厚生労働省によるデータでは、１日２回歯を磨く人が49.8％、１日３回以上磨く人は27.3％。また１日１回だけの人は18.3％。

これを見てもわかるように、日本人のほとんどが毎日歯を磨いています。毎日歯を磨く人が95％以上いるのに、日本人は欧米人から口が臭いと言われ、虫歯も歯周病も多く、おまけに80歳になって残っている自分の歯の本数が先進国では最も少ないのです。日本人は、高齢者が総入れ歯になっているのは当たり前だと考えています。じつは、80歳まで自分の歯が残っていないのはケアの仕方が間違っているからです。

歯磨きは tooth polish と訳されます。本来なら tooth cleaning で、歯の掃除と呼ばれなくてはなりません。ブラッシングという言葉は一般に使われますが、清潔にすることが目標なので cleaning となるのが正解です。舌の cleaning も必要なことから、tooth ではなく **oral cleaning と呼ぶのが正しい**でしょう。

## ▼歯科医師によって言っていることが違う？

いろいろな歯科医師がいて、全く別々のことを言っているように感じることもあるかと思います。じつは、歯科医師の言っていることにおおむね違いはありません。たしかに、昔と比べると口の中の洗浄に関する指導が変わった部分もありますが、現代の歯科医師は今時点での研究レベルの結論で、ほぼ同じことを言っています。患者さんと歯科医師との相性もあるのでしょうか、うまく言葉が伝わらず信頼を得られないことがあるのかもしれません。

ただし、細かい部分では歯科医師の間で対策方法が分かれているところがあるかもしれません。どのように歯周病が進行するか、などの理解は共通しているのですが、食後すぐに歯を磨いたほうがいいと考える人もいれば、睡眠前と起床後の2回でよい、と考える人もいます。つまり、病気自体の理解の仕方や治療に差異はないが、普段のケアにはわずかながら違いが生まれているということでしょう。

歯ブラシで行なう歯磨きを信じるか、唾液の力を信じるかによって、その立場が分かれるようです。しかしながら、両者ともに、歯磨きも唾液も大切だと考えていることは間違いありません。ほんの少し優先度が違うだけです。

ところが、患者さんの耳にはその違いが大きく感じることがあるため、治療を戸惑わせてしまうかもしれません。患者さんのストレスを軽くするために、以下、簡単に説明してみようと思います。

## ▼このケア、間違っている？

間違ったケアとしてやり玉に挙げられる代表に、古くから指導されてきた333運動があります。食べ終わって3分以内に、3分間以上かけて、1日3回歯を磨こう、というものです。食べかすを取り除く意味やケアに対する意識づけとしてはいいのですが、食後すぐにブラッシングすることによる効果は、現代では低いと考えられています。

食事中は、普段の10倍ほどの唾液が出ます。これによって噛んだり飲み込んだりを助けてくれるのですが、唾液には口の中を清潔に保ってくれる成分がいろいろと含まれています。食後すぐの歯磨きによって、せっかく食事中に大量に出た唾液を捨ててしまうことは、唾液の持つ効果がなくなってしまい、むしろよくないのではないかとも考えられています。こう考える歯科医師は、歯磨きのおもな役割をプラークの除去と考えているためです。逆に、昔ながらの、食べてすぐの歯磨きを推奨する歯科医師は、食後の歯磨きの役割を食べかすの除去と考えています。

では、食べかす除去にはどれくらいの頻度で歯磨きしたらいいのか。これには意見に相違があります。間違いなくよくない磨き方は、洗面台の前に立ったまま、水を出した状態で行なうものです。これでは、1回の歯磨き時間が短くなってしまいます。きちんと1回ごとの歯磨きを丁寧に行なうことで清潔に保つことができます。

逆に、食後は歯磨きをしないという考えがありますが、それにも理由があります。食後は口の中のPH値が酸性に傾くため、歯のエナメル質が柔らかくなっています。そこに歯磨きで研磨剤や界面活性剤入りの歯磨き粉をたっぷり使ってごしごし強くブラッシングをしてしまうと、歯のエナメル質や歯ぐきを傷つけてしまいます。

歯ぐきがすり減ってしまうと、その下の象牙質に刺激が伝わり、知覚過敏を起こしてしまいます。実際、**知覚過敏症の方のなかには食後、力任せのゴシゴシ磨きを習慣づけている人が多いのも事実です。**

たしかに、歯磨きのやり過ぎは口の中を傷つけてしまいます。口の中の粘膜を傷つければ、唾液の出る量に影響が出る可能性もあります。清潔にするための歯磨きですが、限度を過ぎて執拗にやるのは逆効果になるでしょう。

歯磨き剤を使ったほうがきれいになるし清涼感があって気持ちがいいのですが、どれだけ使ったらよいかは見解に差があります。常在菌を殺し過ぎると、細菌の種類やバランスに変化が起こります。空中を飛んでいる細菌への抵抗力が小さくなるかもしれません。

いずれにしても、プラークの除去は必ず行なわなくてはなりません。一般に、**プラーク「細菌の塊」は食べた後8時間ほど**でつくられ始め、48時間も経てばがっちりと分厚くなってしまいますから、少なくともそれまでには歯磨きをしなくてはいけません。

磨きすぎと感じる度合いにも個人差があるので、自分にとって適切なケアがどの程度かは、各人の感覚の問題になるかもしれません。かかりつけの歯科医師に、口の中のケアのコーチになってもらい、どうしたらいいのか聞くのがいちばんいいでしょう。

## ▼歯磨きの方法

歯ブラシの使い方にも何種類かあります。ヨコ磨きタテ磨きの時代から、ねじるように歯ブラシを使うローリング法、そして小刻みに動かすスクラビング法の時代になりました。スクラビング法は、歯ブラシに角度をつけず歯に当てて、歯ブラシを小刻みに動かす磨き方になります。

ローリングでは、届きにくい歯と歯茎の間は、歯ブラシを傾けて斜め45度から歯茎の間を狙うバス法という歯周病対策の磨き方が開発されています。バス法は、歯と歯茎の境目にやわらかい毛先の歯ブラシを45度の角度で当てて、細かく磨きます。

今日では、ヨコ磨きなどの大きく動かす方法は、歯茎を下げてしまう恐れがあるために下火になりました。

ローリング法は、奥歯の磨き残しはありますが、それなりに洗浄力があると理解されています。手首をひねって磨くので、しんどいと感じることもあるでしょう。それと、ブラシの毛が寝やすいため歯ブラシも傷みやすくなります。また、1本ずつのタテ磨き、これは歯並びの悪い人に適していますが、時間がかかります。

磨き方にはいろいろな方法がありますが、やり慣れた自分のやり方がいちばんです。できれば奥歯から始まり、前歯を磨いて、再度奥歯磨きで終わるようにしてください。このような順序にするのは、どうしても奥歯は磨き残しが出やすいためです。口を開けているのがだるくなる前に奥歯を掃除しましょう。

洗面台の前に立っていると足がしんどくなりますし、水道の水を出しっ放しでは歯磨きをさっさと終わらせてしまいがちです。このような時間の短い磨き方ではついつい力が入り、磨き残しが出てしまいます。力を入れたゴシゴシではなく、回数優先の軽やかな**シャカシャカ**で磨いてください。どちらにしても、ゆっくり丁寧に、時間をかけて行ないます。

磨いても、まだ磨き残しがある人は、歯ブラシの使い方が間違っている可能性があります。歯ブラシが2週間ももたず、ボロボロになるならば、ゴシゴシやりすぎかもしれません。**歯磨きは耳を掃除するときのソフトな力加減で磨くことがコツです。**

## ▼ケアの道具

自分の歯並びや口の中のサイズなど、自分に合ったケアグッズを使うこと、それと歯科医院で適切な歯磨き指導を受けることが大切です。

歯ブラシはこまめに換えるに越したことはありませんが、交換の目安は、先端が少し開いてきたぐらいです。ブラシの毛先が丸まってくるまで長く使っていると、歯ブラシの洗浄能力は格段に落ちてしまいます。交換する日時を決めると適切なタイミングを逃してしまうので、ブラシの様子を見て確認しましょう。歯ブラシは1か月で交換するのが理想です。衛生的ですし、歯磨きの力加減からブラシが拡がってくるタイミングでもあります。

できるだけ小さなヘッドの歯ブラシを使うことで、プラークがたまりやすい場所まで届かせることができます。特にたまりやすいのは、歯と歯茎の境目、歯と歯の間、歯冠上部、前歯の裏側などです。

親知らずなど、歯ブラシでは届きにくい部分には、タフトブラシを使います。タフトブラシというのは、普通の歯ブラシでは毛先が届きにくいところの清掃に適した、毛束が小さくひとつになった歯ブラシです。その他、電動歯ブラシなど高価な製品も販売されています。

電動歯ブラシは、商品によって動き方が異なるので一概に言えませんが、小刻みに動かす作業をしてくれます。パワーのせいでツルツルになった気がしてしまうので、磨き残しがあっても放置してしまう可能性もあります。効果的に汚れを取りますが、部屋の掃除機と同じで、角は拭き掃除をしないと埃が取れない箇所が出てくるように、口の中も電動歯ブラシの後は手で磨きましょう。手の感触も大切です。ヘッド交換は2~3か月以内を目安に行なうのが一般的です。

ちなみに、音波歯ブラシというのもあって、歯周病の人向けに開発された新しい製品です。

デンタルフロスや歯間ブラシによるケアが必要な方もいます。フロスは歯と歯の間、歯間ブラシはそれよりも歯茎に近い部分を得意とする傾向があります。歯間ブラシは歯肉が下がってしまった人向けですから、若い人にはデンタルフロスのほうが適しているかもしれません。ただし、使い方には気をつけないといけません。ストンストンと落とすように歯の間を無理に入れて歯茎に当てていると、歯茎が下がる原因になります。かなり使い方が難しいのと、ますます隙間が現われて食べ物が挟まりやすくなったり、歯並びが変わる場合もあります。

フロスや歯間ブラシは補助グッズと言われますが、10代から毎日欠かさず利用するとその子たちは一生使い続ける運命になります。当院ではフロスは一週間に一度、歯ぐきの山に当たらないようゆっくりと慎重に使うことを勧めています。

**◎補助グッズに関する私見**

「先生、歯にすき間ができている気がするんですが」
「歯がしみるようになりました」
「先生、食事の時に物が挟まってしまい、爪楊枝が必要です」

そんな患者さんが急増しています。その時の質問は「何年間・補助グッズを使っているか?」「歯科で勧められた?」「自分で決めた?」という内容です。

どの患者さんも、使い始めは短時間で効率的に歯の汚れが取れてお気に入りだったのに、このような悩み相談が増えるのはなぜでしょう?

ここからは私の私見です。

ある20代の女性は、中学生から歯科クリニックで歯間ブラシを勧められて使っていました。歯ぐきは健康ですが、歯に隙間が多く、最近は下の前歯が動いている気がするとのこと。

また、30代の女性は5年前から自分判断で購入して使用していて、かかりつけのクリニックでは褒められるが、使い方の指導は受けていない、とのこと。

「最近では、彼との食事の時も爪楊枝があるか気になる。その場で使いたいけど恥ずかしい。だからトイレで歯間ブラシを使ってます」とのこと。食べ物が挟まる、取るの繰り返し。こんな生活を改善したいと来院。

補助グッズは便利グッズです。簡単に汚れが取れるという安易なきっかけで勧める歯科関係者が多過ぎです。

中学生くらいの子供に補助グッズを勧めるのは、私は反対です。

**補助グッズを一生使う人生にはさせたくないのです。**

補助グッズは便利グッズですが、危険性があります。そもそも、隙間ができてしまった高齢者の方が使うもので、若い人が本当に使う必要があるか？　口の中の汚れは本当に毒なのか？

当院では、補助グッズは一週間に一度、やさしく、歯ぐきと歯に負担かけないように、時間をかけて使うようにアドバイスしています。その上で、歯石になる前の定期的な検診で汚れの確認をすればＯＫです。

普段のケアは、通常の歯ブラシとタフトブラシで充分でしょう。ゴシゴシではなく、シャカシャカとリズミカルな動きがポイントです。耳を掃除する時のソフトな力加減と同じです。

擦り減ってしまった歯ぐきを回復することは困難です。歯ぐきをいたわる気持ちでケアをしましょう。歯に隙間ができたり、冷たいものでしみるようになる原因は他にもありますが、補助グッズにはメリットとデメリットがあることを覚えておきましょう。

## ▼歯磨き剤やマウスウォッシュなど

**◎洗口液～マウスウォッシュとオーラルリンス**

近年、売り場の面積が増えてきた洗口液とよばれる液体のタイプですが、よくわからないという声も聞かれます。あのカラフルな薬剤は、体に安全なのか。同じメーカーから何種類も発売されていて、どれも同じに見えるから迷ってしまう。そもそもどう使ったらいいのかわからない。目的も使い方もよくわからない、等々。

そこで、市販の洗口液の選び方を説明します。

洗口液には2種類あります。

まず、マウスウォッシュと呼ばれるものは、うがいで口の中を洗い流して清潔にすることを目的としたものになります。うがいのための薬品であるため、歯磨きの代わりにはなりません。

次に、オーラルリンスと呼ばれるものは、液体歯磨きです。口に含んで30秒以上うがいをして吐き出し、薬品の効果があるうちにブラシで歯を磨くためのものです。マウスウォッシュとオーラルリンスは見た目がそっくりですが、パッケージをよく見ると、オーラルリンスには「液体歯磨き」としっかり書かれています。

これらの洗口液は、ともに液体のオーラルケア製品で、口の中を洗浄し、爽快感を与えたり、口臭を防いだりするために使います。

洗口液は、薬効のない化粧品に分類されるものと、薬効のある医薬部外品に分類されるものがあります。医薬部外品には、製品ごとにいろいろな薬用成分が配合されており、虫歯予防などパッケージにも堂々と記載されているので、各薬用成分の機能を期待することができます。

洗口液に含まれる殺菌剤には、代表的なものが二つ、ＣＰＣ（塩化セチルペリジニウム）とＩＰＭＰ（イソプロピルメチルフェノール）があります。ＣＰＣはイオン性の殺菌剤です。イオン性の殺菌剤は、浮遊した菌や表層の菌を殺菌します。菌増加の抑制効果が長く持続するのが特長です。注意点として、歯磨きの直後に使用すると、歯磨き成分の薬品と反応して薬効が弱くなってしまうことがあることです。歯磨きの後に使用するのであれば、30分ぐらい時間をあけたほうがよいとされています。

一方、ＩＰＭＰは非イオン性の殺菌剤となります。この殺菌剤は、バイオフィルムの中まで浸透して殺菌してくれます。即効性があるものの、効果は短い傾向があるのが特徴です。歯磨き粉の成分とは反応しないので、歯磨きの直後に使用しても構いません。

ところで、マウスウォッシュのうがいだけで汚れは取れるのでしょうか。実際には、やらないよりはましですが、ブラシを使った歯磨きとは比べ物になりません。

一方、オーラルリンスは、うがいをするタイプの洗口液では落ちない汚れでも、歯ブラシでこすると落とすことができます。歯に付いたプラークは浴槽や排水溝のヌメヌメのようなもので、洗剤をかければ取れるというわけではなく、ブラシによってこすらないかぎり汚れは取りきれません。どんなにすぐれた洗口液でうがいをしても、口の中のプラークは取れません。

では、マウスウォッシュは、いつ、何のために使うのでしょうか。外出先で歯磨きをする場所がないとき、会社のトイレが歯磨きをするに適さないとき、もしくは被災してしまったときや、アウトドアを楽しんでいるときなど、歯磨きをする環境がないとか、歯磨きに必要な水が手に入らないときにマウスウォッシュはとても便利です。歯磨き効果のあるガムなどと比べても、マウスウォッシュの殺菌力は効果があります。口の中をさっぱりさせることができるため、口に不快感があったときに、気軽に使えるエチケットアイテムとして持っておいて損はありません。いつでもどこでも、口の中のケアをできるアイテムだと考えてください。

マウスウォッシュを使うタイミングで、気をつけていただきたいことがあります。歯磨きの後にマウスウォッシュを使うと、歯磨き剤に含まれる虫歯予防のフッ素が剥がれ落ちてしまいます。歯磨きをした後の120分間はフッ素の効果が持続し、歯の石灰化を進めて虫歯を予防すると言われています。フッ素を無駄にしないためには、少なくともその間はマウスウォッシュを控えた方がよさそうです。

オーラルリンスは、マウスウォッシュと違って液体歯磨きですので、薬剤でうがいをした後に歯ブラシでこするため、ペーストの歯磨きの代わりになります。ペーストの歯磨き剤との違いは、液体であるがゆえに強い殺菌成分が歯ブラシの届かない奥や狭いところに届くため、特に歯周病予防に効果があることです。液体歯磨きには、アルコールが配合されている商品もあります。一方では、アルコールを配合しない低刺激のものもありますが、それでもペースト状の歯磨き剤に比べると刺激が強いため、口に合わないと味覚障害に陥ることもあります。さらに、フレーバーが激しく清涼感が強いので、ついついやった気になって、うっかり磨き残しが出る可能性があるので注意が必要です。

日本の歯科医師の中にも、殺菌効果が強く長時間持続するため、アメリカの液体歯磨きを推奨する方もおられます。日本国内での売れ行きは着実に伸びています。

一方で、この液体歯磨きが排水管を詰まらせる原因になっていると家庭用排水の水道工事業者から指摘されています。タンパク質を溶かす能力が高いため、排水管のトラップ内の髪の毛などを溶かしてしまい、洗面所の排水管などを詰まらせてしまうようです。

では、洗口液を選ぶポイントを紹介します。

洗口液は医薬部外品と化粧品の2種類があり、化粧品の商品は爽快感が得られますが殺菌効果は薄くなっています。できれば医薬部外品を選んでください。さらに大切なポイントとして、ノンアルコールタイプを積極的に選んでください。洗口液のアルコールは薬品の成分の溶剤として含まれているだけで、殺菌効果はほとんどありません。刺激が強くてもなくても殺菌能力に差はないので、ノンアルコールタイプの刺激の弱いものを選ぶようにするといいでしょう。アルコールが強いと、口内炎や何かの傷が口の中にできていたとき、沁みて痛みのために歯磨きがいい加減になってしまう恐れがあります。洗口液は、ほとんどのメーカーのものが20秒から30秒ほど時間をかけてうがいをし、成分を染み込ませるように説明してあります。

成分に関しては、メーカーやブランド別に大きな差はないようです。2024年現在、手軽にドラッグストアなどで手に入る商品を紹介します。

**◎マウスウォッシュ**

- アース「モンダミンプレミアム　モンダミン プレミアムケア センシティブ」
- サンスター「バトラー　エフコート」

■国内外で販売されるさまざまな商品の例

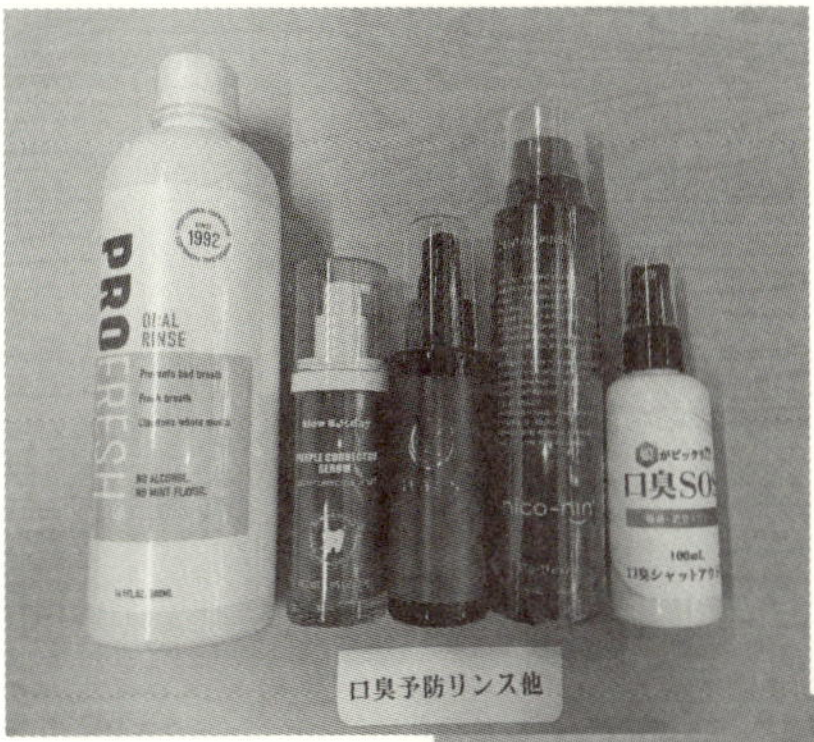


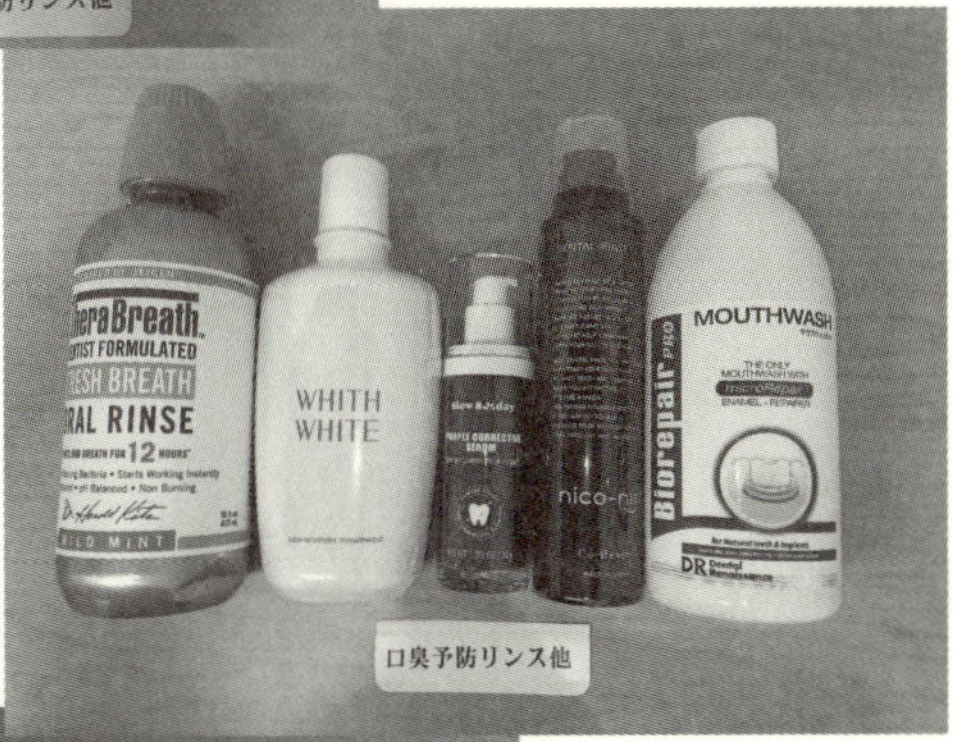


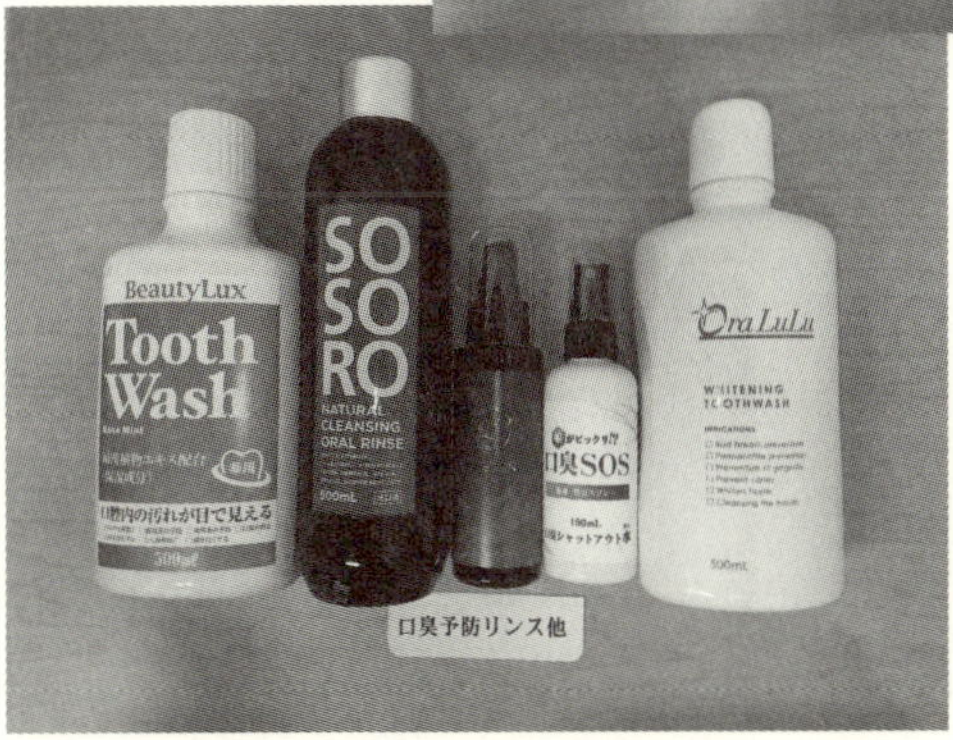

■洗口液の効果

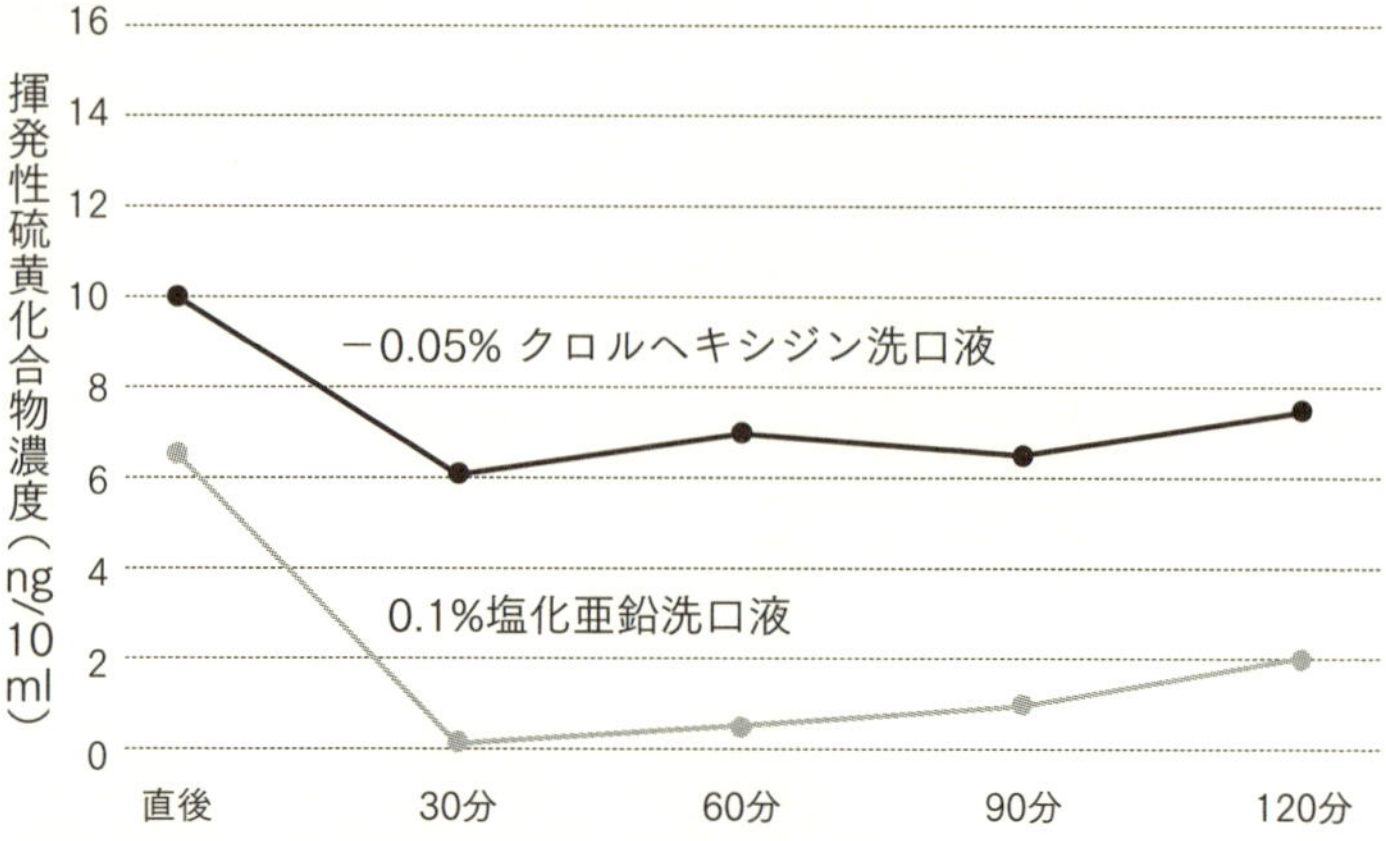


出典：村田貴俊ほか、口腔衛生学会雑誌 2002年52巻3号190-195p

・ライオン「クリニカ　フッ素メディカルコート」など

◎**オーラルリンス**

「リステリントータルゼロプラス　ノンアルコール」

※配合されている塩化亜鉛（ジンククロライド）は、硫黄系食品を食べた後の臭いの元と結合して高い口臭抑制効果を発揮します。また、石灰化を防ぎ、歯石の沈着を予防します。

歯磨き剤は、できれば界面活性剤を使っていないものが望ましいでしょう。一般的な歯磨き剤にはほとんど使用されており、避けにくい状況ではあります。食後の歯磨きは歯を痛める、という理屈が出てくる原因の一つです。この界面活性剤は、おもにラウリル硫酸ナトリウムと表記されていることが多いようです。

泡立ちが多すぎる歯磨き剤は、口からあふれてきて磨きにくいですし、磨き残しがわかりにくくなるため避けるべきでしょう。

口の中の細菌が最も増えるのは就寝中なので、寝る前にはしっかりと歯磨きをしましょう。睡眠中は唾液の分泌が止まり、細菌が増えやすいので、寝る前が最も重要な口腔ケアとなります。

## ▼歯磨き剤の成分は有効？　危険？

口臭ケアの商品は、日本にもたくさん種類があります。単純に、洗浄して息をきれいにするものだけでも、歯磨き剤からガムまで多くの種類があります。日本で売られているものは、アメリカなどに比べて薬品が強くないため、安全ではありますが、効果が薄いと感じる方もいらっしゃるかもしれません。

特に違うのは、ホワイトニング成分です。欧米のホワイトニング用歯磨き剤には、過酸

■めずらしい国内外の歯磨剤の一例

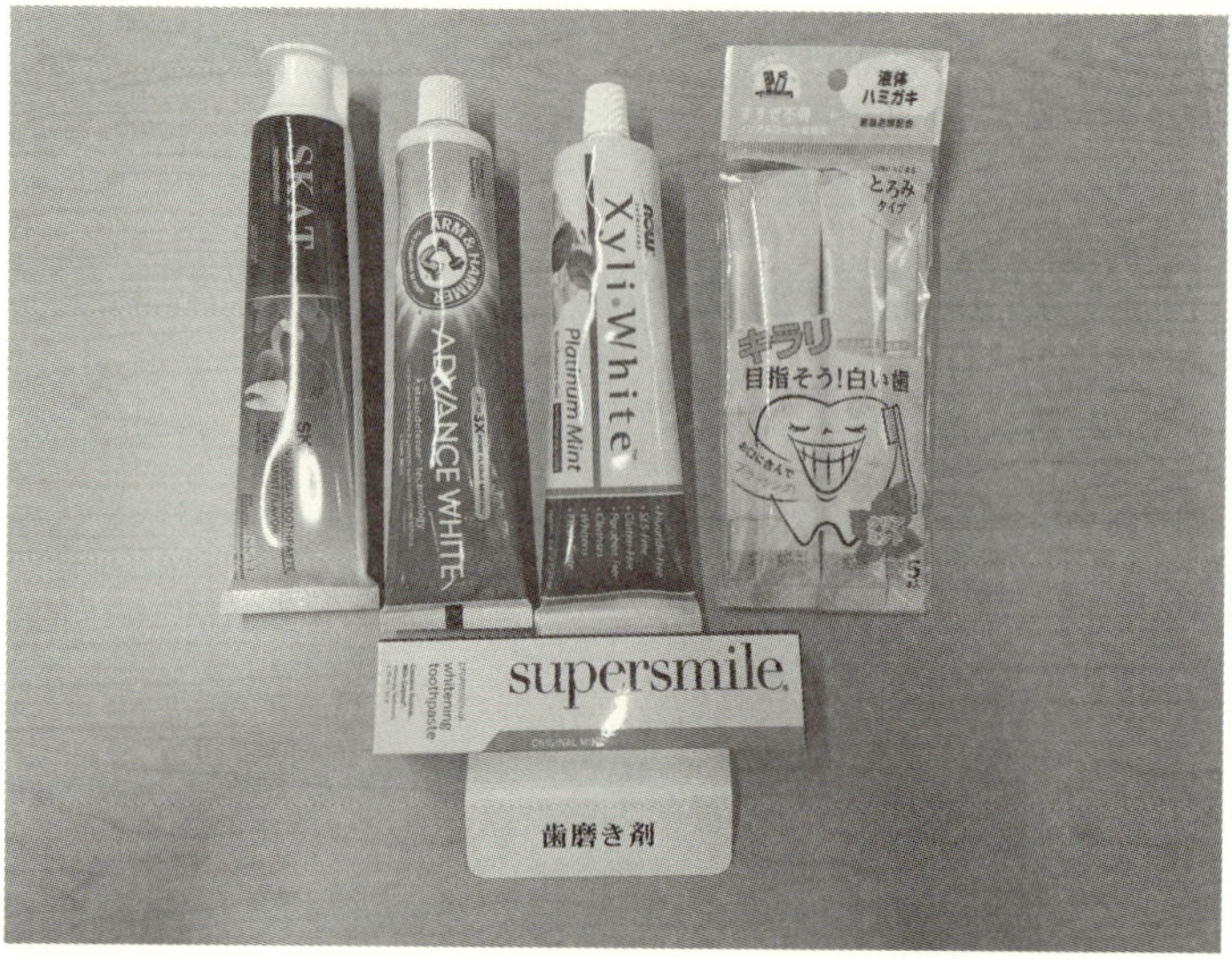


化水素や過酸化尿素といった成分が配合されています。これらには、色素を分解して漂白する、とても強いホワイトニング効果があります。しかし、安全性の面から日本では市販の歯磨き剤の成分として入れることは禁止されており、ホワイトニングは、歯科医院で歯科医師の責任の下で行なうように決められています。

日本では、ハイドロキシアパタイトという成分が有名です。市販の歯磨きを使ったセルフホワイトニングは手軽ですが、歯をより白くするという効果は薄く、汚れを取って本来の白さを取り戻すと理解したほうがいいかもしれません。

また、芸能人やプロ野球選手の白すぎる歯はセラミックやジルコニアの被せ物だと思われます。削ったり人工歯に変えたりするのもまたリスクがありますので、歯科医師とよく相談してください。

海外には、フロリデーションといって、水道水にフッ素を入れる自治体もあります。フッ素は虫歯を予防する成分としてよく知られています。フッ素を高濃度に配合した歯磨き剤やフッ素塗布は虫歯予防に有効です。

プラーク分解には、デキストラナーゼという酵素に効果があるとする人もいます。酵素ですので、体に悪い影響はないようです。

ヤニ除去成分としては、ＰＥＧ（ポリエチレングリコール）が推奨されています。これも歯磨き剤の中によく入っているものです。

## ▼舌磨き

口臭の原因は、歯ではなく舌にあることがあります。こびりついた舌苔《ぜったい》を除去するためには、唾液分泌を促すことが望ましいのですが、それでもだめなら舌ブラシなどで洗浄する方法があります。

人が特に臭《くさ》いと感じる口臭には、メチルメルカプタンが高濃度に含まれています。メチルメルカプタンがどうすれば減少するのか、機器を使って実験した結果があります。水でのうがいだけでも44.3％減少、歯磨きをすると73.5％も減少します。さらに、舌磨きを追加すると88.8％も口臭が減少することがわかっています。このことから、いやな臭いの元凶メチルメルカプタンを減らすには舌磨きが有効だということがわかります。

しかし、舌は口腔内のデリケートな部分であり、その磨き方一つで口の中の環境が劇的に変わることがあるので気をつけなければいけません。せっかく舌磨きで舌苔《ぜったい》を取り除いても、しばらくすると以前よりも臭くなるかもしれません。歯ブラシだけでは舌の奥まで届かない場合や舌が敏感な人には、刺激が強すぎる場合もあります。そういった場合は、専用の舌磨きブラシを使いましょう。専用ジェルなどもあわせて使うと効果的です。

注意すべきなのは、舌はデリケートな器官であるため、強い力で磨いてはいけません。舌を傷つけてしまうと、歯磨きがしにくくなったり、傷の部分に細菌が繁殖しやすくなったりして、逆に口臭が悪化してしまいます。毎日行なうことが望ましいのですが、1日に何度も行なったり1回に長時間行なったりと、やりすぎないように気をつけなければなりません。

舌磨きをすることで、以下のような変化が期待できます。

- 細菌や汚れを除去することで、食べ物の味や香りがより鮮明に感じられる
- 口内環境が改善され、口臭や口内炎などのトラブルが減る可能性がある
- 唾液の分泌量や質が良くなり、食べかすや細菌を洗い流し、歯や粘膜の保護にもつながる
- 舌磨きによって感じる味にバランスがつき、新しい味に対する好奇心が高まることで、食欲や嗜好が変化することもある

舌磨きの道具は、自分に合ったタイプや素材を探しましょう。歯ブラシを使う場合は、なるべく毛先や突起が柔らかいものを選んでください。専用の道具をいくつか紹介します。

◎**ブラシタイプ**：舌磨き専用ブラシは、最も一般的な、毛束で舌苔《ぜったい》を取り除くタイプです。舌表面に適した形状や硬さに設計されていることが多く、歯ブラシよりも効率的に舌苔《ぜったい》を取り除けます。

たとえば、シキエン「舌ブラシ W－1」は、よりソフトな使用感で、表と裏で形状が違

うため舌の形に合わせて使い分けられます。

◎**ヘラとスクレーパータイプ**：ヘラ型の先端部分で舌苔《ぜったい》を取り除くタイプです。

例として、「NONIO 舌クリーナー」は、ブラシとラバースクレーパーが前後についています。ブラシに角度がついており、使用感も良く、汚れがよく取れると評判の製品です。

「ガム（GUM）歯周プロケア 舌ブラシ」は、表にブラシ、裏側にヘラがついています。

他に、金属製のヘラタイプもあります。

**舌の表面には味蕾《みらい》という弱い組織があるので軽く優しくケアすることが大切です。**

## ▼口臭チェッカー

日頃の口臭ケアに役立つ機械が、口臭チェッカーです。「におい」という目に見えない物質を見える化し、わかりやすく認識できるツールとしてよく知られるようになりました。

特に外出先で急に気になったとき、その場ですぐ測定できるところが便利です。最近、家電店で販売されている口臭チェッカーはどれも軽くコンパクトなので、気軽に持ち歩くことができます。

例として、タニタ「ブレスチェッカーHC−150S」は、市販されているものでは少し高級な部類です。操作がしやすく表示もわかりやすいため、購入した人はおおむね満足されているようです。センサーの寿命が半年であること、においがすれば良かれ悪しかれ反応してしまうところに不満を感じる方もいるようです。

同じくタニタ「ブレスチェッカーEB−100」は、センサーの精度が高いと言われますが三つのLEDランプの点灯や点滅で6段階の「においレベル」を表示するというのがわかりにくいという声もあります。

他にも、コニカミノルタの「Kunkun body」があります。これは、光学機械メーカーがつくるとても高級な製品です。機能も、他の製品とは比べ物にならないほど充実しています。体のいろいろな部位のにおいに対応しています。値段の割には、ということでしょうが、期待外れという声も聞かれます。スマホとのペアリングがうまくいかないとか、センサーの性能をフルで活かすためには20分前には電源を入れておかないといけないようです。

オーム（OHM）の「HB−KB01」という製品もあります。

ちなみに、スマホで使える口臭チェッカー無料アプリというものもあります。舌をカメラで撮影し、舌苔《ぜったい》の状態から口臭を判別するタイプのものですが、まだ開発途上で、精度がそれほどいいとは言えません。無料なので、お試しで使ってみてもいいと思います。

その他、「ベロッカー」やライオンの「NONIO MIRROR」等々。

口臭に関しては、歯科で診てもらえば、より精度の高い専門の機械で唾液検査をすることができます。唾液検査というのは、唾液を調べることで虫歯や歯周病のリスク、口の中の状態を判定できる検査です。家庭用の機械は手軽で、気になるときに使えるメリットがありますが、歯科の機械を使った検査で普段からどのように気をつけたらいいかを知ることができます。

歯科の唾液検査であるSMT（Salivary Multi Test）は、短時間でお口の健康状態を知ることができる、新しい唾液検査システムのことです。たとえばライオンのSMTシステムでは、少量の水で洗口して唾液を採取し分析することで、歯や口の健康に関係する6つの項目を5分間で測定することができます。

- 歯の健康に関する測定：虫歯菌の量、酸性度、緩衝能（酸に対する抵抗力）。
- 歯茎に関する測定：白血球の数、タンパク質量。
- 口腔清潔度の測定：アンモニアの量。

**■当院での口臭治療の流れ**

**一般検査（保険適用）**：レントゲン検査、歯周病検査など

↓

**精密SMT検査（自費診療3千円）**：アンモニア量、虫歯菌、歯周病菌量の測定

↓

**歯周病治療**：クリーニング、スケーリング

↓

**不良補綴物の交換**

**※時間はかかりますが、お口全体のリフォームとお考えください。**
**なお、睡眠時無呼吸症候群が疑われる場合は必ず耳鼻科受診をお願いいたします。**

■SMTシステム

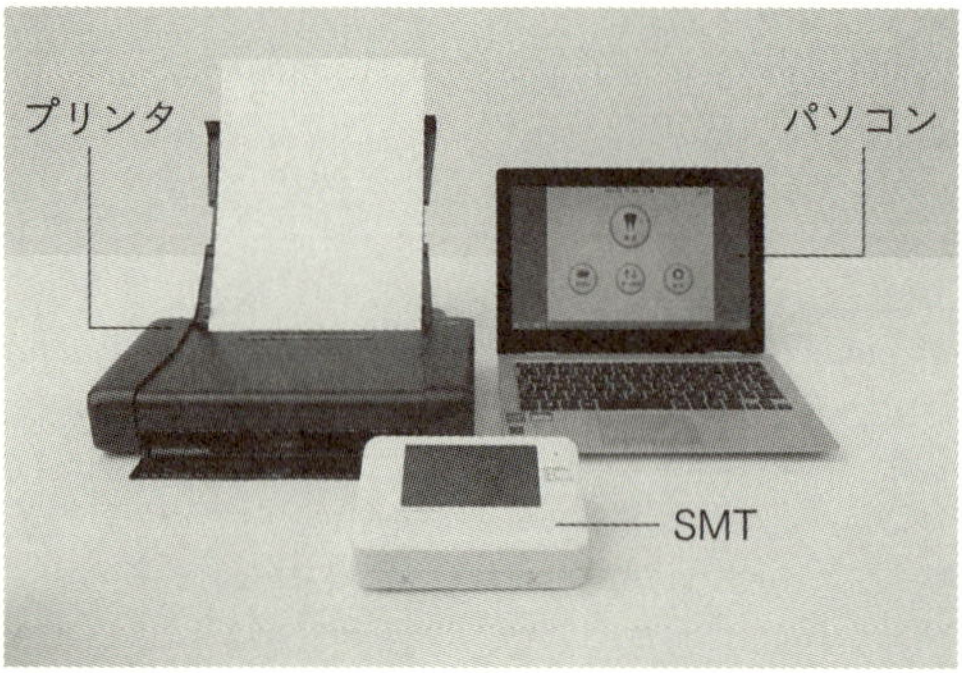
プリンタ
パソコン
SMT

■診断書の例

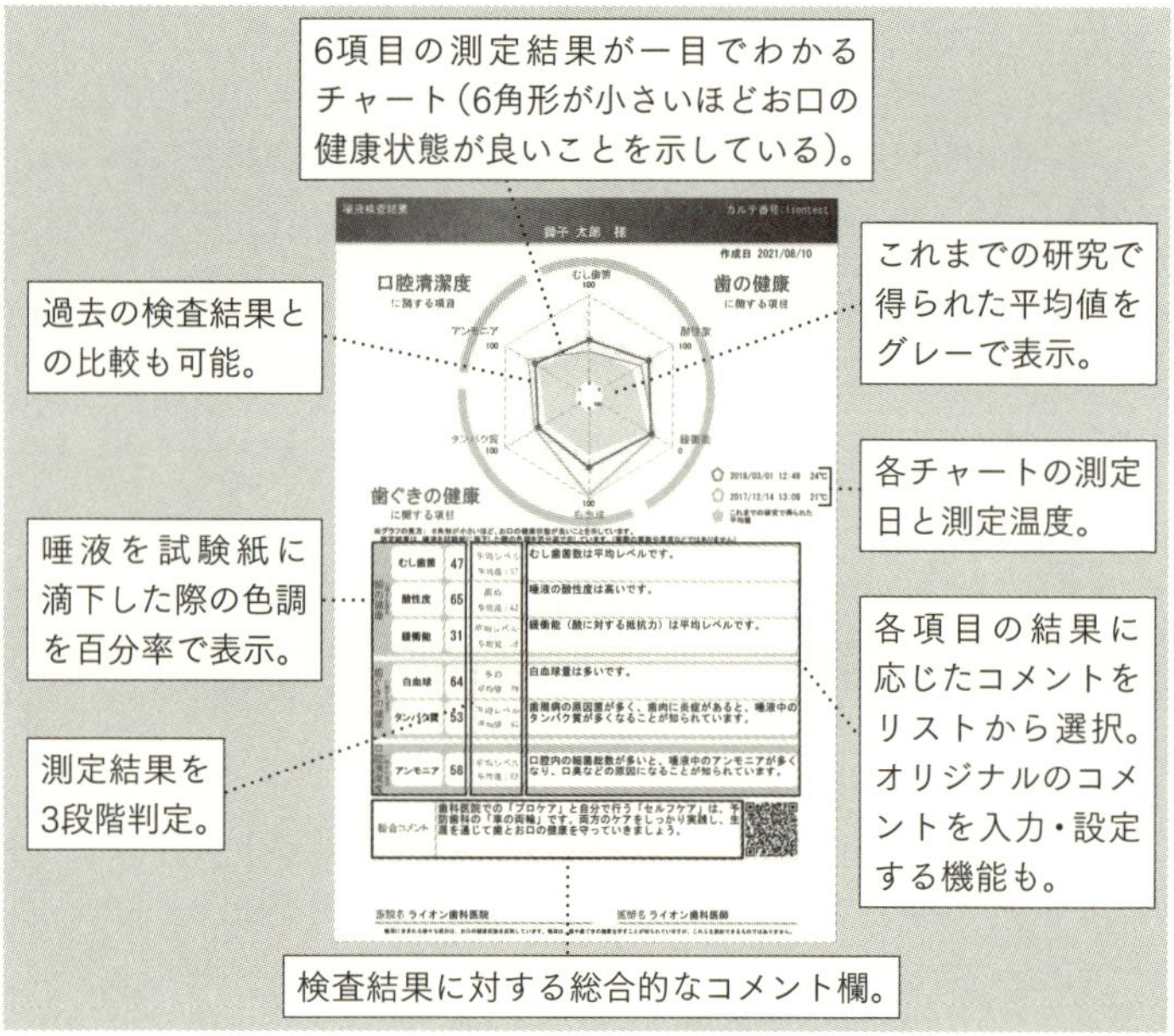
6項目の測定結果が一目でわかるチャート（6角形が小さいほどお口の健康状態が良いことを示している）。

過去の検査結果との比較も可能。

これまでの研究で得られた平均値をグレーで表示。

各チャートの測定日と測定温度。

唾液を試験紙に滴下した際の色調を百分率で表示。

各項目の結果に応じたコメントをリストから選択。オリジナルのコメントを入力・設定する機能も。

測定結果を3段階判定。

検査結果に対する総合的なコメント欄。

口の中のアンモニアが多い状態は、細菌数が増えて口臭の原因となるガスが多くつくられているおそれがあります。測定結果はわかりやすく専用シートに印刷されるため、今後の自分の歯の健康を維持するためにはどうしたらいいか、自宅に持ち帰ってよく考えることもできます。当院ではこのＳＭＴ検査を利用して口臭治療をはじめ口腔衛生管理に効果を上げています。

ちなみに、当院では検査費用は治療前と後の2回分で税込み３０００円となっています。

## ▼口臭を悪化させる食べ物・飲み物

**◎脂質の多い肉類**

脂質は、体内で消化するときにメチルメルカプタンという臭いの強い物質を発生させます。そのため、焼肉をお腹いっぱい食べた翌日は、ニンニクと肉類のダブル悪臭に悩まされることになります。ただし、肉類は種類や部位によっても脂質の量が違います。脂質量の少ない肉類を選ぶことも、口臭の軽減に繋がります。一般的に、牛肉や豚肉よりも鶏肉の方が脂質量は少なくなります。また、部位で比較すると、鶏肉はモモよりもムネやササミの方が脂質量は少なくなります。

◎**コーヒー**

コーヒーに含まれているカフェインは、集中力を高めたりやる気を起こさせたりしてくれるものです。コーヒーには活性酸素を抑える効果があるため、歯周病予防になるとも言われています。しかし、コーヒーを飲んだあとは、口から独特なニオイがします。これは、コーヒーに含まれる成分が舌に付着することで、口臭のもとになる細菌を繁殖させるからです。飲み終わった後に舌の表面が茶色くなっているのは、コーヒーの成分がとても小さいため、舌の間に大量に残っているからです。

さらに、飲み過ぎると強い利尿作用によって脱水を招きやすくなります。体は水分不足になり、唾液の分泌量を減らしてしまいます。コーヒーによって口の中は酸性化しているため、食後に飲むコーヒーが欠かせないという方は、コーヒーの後に水を飲んだほうがいいでしょう。

コーヒーよりもさらにカフェイン含有量の多いエナジードリンクは、交感神経を刺激して眠気を覚ます一方で、唾液の分泌を促す副交感神経の働きを抑制するため、口臭にはより悪いと言えるでしょう。自浄作用のある唾液が減ると、口の中に汚れが溜まりやすく、口臭の原因となってしまいます。

**◎砂糖の多い飲み物**

ジュースや炭酸飲料に多く含まれている砂糖は、歯周病を進行させて口臭を悪化させることがあります。さらに、酸性度の高い飲み物は、酸によって歯を溶かしてしまう可能性があります。

**◎アルコール**

アルコールを飲むことは、水分補給をしているようにも見えます。しかし、実際はアルコールを飲めば飲むほど利尿作用が働いて、脱水を進行させるのです。脱水は唾液の分泌量を低下させ、口腔内の乾燥を進行させて口臭を悪化させる原因となります。

なかでも控えたいのが甘いカクテルや梅酒です。アルコールによって乾いた口の中に細菌の好きな砂糖まで供給すれば、口臭の原因菌は増え、虫歯になってしまいます。

アルコールの臭いも、口からだけでなく、体から長い時間発します。例えば、日本酒だと口臭は6時間ほど残り、体臭は10時間近くも臭いが残ると言われています。特によくないのは飲んだ後のラーメンと餃子で、翌朝から夕方まで臭いが続きます。

◎**ニンニク**

ニンニクの強烈なにおい成分は、アリシンと言います。アリシンはニンニク、ニラ、ネギ、タマネギなどに含まれているにおい成分です。ニンニクは、この成分によって動物や虫などの外敵から自身を守っています。生ニンニクをかじった時の強烈な臭いと刺激はアリシンによるもので、このアリシンこそが口臭をもたらす原因なのです。

もともとニンニクの細胞の中には、アリインという含硫アミノ酸が無臭の物質として存在しています。しかし、ニンニクを刻んだり潰したりして細胞が破壊されると、酵素が作用してアリシンとなり、特有の臭いを発生させるのです。アリシンは抗酸化力があり、糖質代謝に働くビタミンB１の吸収を助けることで疲労回復効果もあります。

生活習慣病予防に役立つ一方で、消化されるときに発生するアリルメルカプタンという物質が口臭の原因となります。この物質が口の中に残ると、不快な口臭のもとになるだけでなく、血液中に取り込まれ全身にいきわたることで体臭の原因にもなってしまうのです。ニンニクを食べた量にもよりますが、**食後8時間ぐらいは口の中から強い臭いを発します。**口臭は歯磨きをすれば改善されますが、体臭は長いと48時間も続くと言われています。ニラやネギは、ニンニクほどではありませんが、同じ成分の臭いが口と体から**6時間ほど**続くと言われています。

◎**納豆**

納豆もにおいの強い食べ物です。納豆に含まれる納豆菌は、発酵の過程で分解と合成を繰り返し、ビラジン類やジアセチンなどの有機酸やアンモニア臭をつくります。これがにおいの主成分となっているため、口臭を引き起こしてしまうのです。

納豆も、口臭だけでなく、体臭としても残り、**食後4時間ほど**続いてしまいます。

## ▼口臭予防できる飲食物

さまざまな病的要因を取り除いてもまだ気になる口臭は、日常的に簡単に手に入る食材を使った家庭療法で対処することができます。

◎**緑黄色野菜・海藻類**

口臭予防には、緑黄色野菜や海藻類などのアルカリ性食品がおすすめです。時間がないときには、野菜ジュースなどでも代用できます。ごぼうやレタスといった繊維質の多い野菜は、咀嚼することで唾液の分泌が促進されます。

海藻にはアルギン酸ナトリウムが多く含まれており、この成分が腸内で血液に溶け込む前の悪臭成分を包み込み、体外へと排出する働きをしてくれます。海藻に含まれるカルシウムは歯の再石灰化をスムーズに進める役割を果たし、他にマグネシウムなどのミネラルは歯周病の悪化や唾液の質の低下を防ぎ、サラサラの唾液が出るようにしてくれます。

**◎リンゴ**

リンゴに含まれるポリフェノールも、口臭の原因とされているメチルメルカプタンの発生を抑えると言われています。これらの成分は皮に多く含まれているため、皮ごと食べるのがおすすめです。また、よく噛んで食べることが唾液の分泌を促したり、果肉の繊維質が歯の汚れを取り除いてくれたり、口の運動にもなります。さらに、豊富な食物繊維には腸を整える働きがあります。

アルコールによる口臭には、100％果汁のリンゴジュースがおすすめです。リンゴのポリフェノールには、口臭の原因とされているメチルメルカプタンの発生を抑える働きがあります。また、豊富に含まれるビタミンCは、アルコール臭の原因であるアセトアルデヒドの分解を助けてくれます。

アップルサイダービネガーやりんご酢を水などで割って飲むのも効果があります。抗菌

**■緑茶フラボノイドの消臭効果**

| | アルコール臭 | タバコ臭 | にんにく臭 |
|---|---|---|---|
| 緑茶フラボノイド | 4.0 | 3.2 | 4.0 |
| クロロフィル | 3.2 | 2.2 | 3.4 |
| α-シクロデキストリン | 0 | 0 | 0 |

3種類のにおいの水溶液それぞれに100mg添加したものを、12時間後に5名の専門パネラーが官能検査をし、5段階で評価した。
出典：『これでもう大丈夫お口のニオイ』187p 内田安信 リヨン社より

作用があり、口臭の軽減に大いに役立ち、口内のｐＨバランスを回復させ、口の中をさっぱりさせることもできます。

**◎緑茶**

緑茶は、歯茎が健康になるためには最適な飲料です。緑茶に含まれるカテキンにはミュータンス菌やジンジバリス菌の増加を抑える効果があり、またフラボノイドの1種であるポリフェノールなど、抗菌・抗酸化物質が多く含まれます。この成分は、たばこやニンニク、アルコールの臭いにも有効であることがわかっています。

ビタミンCは、歯茎コラーゲン繊維の合成に欠かせない成分でもあるため、口の中の健康を守るのにはとても有効です。食後に唾液を出させる梅干しと合わせれば、最強コンビと呼べるでしょう。ただし、緑茶はコーヒーよりもカフェインが多く含まれるため、利尿作用が働きます。水分の補給としては最適ではありません。

**◎昆布**

昆布には口の中を乾燥しにくくさせるアルギン酸が含まれており、ミネラルの各種は舌の表面の修復にも効果があります。舌苔《ぜったい》の健康を回復させるために有効な食品です。さらに、酸性化を抑えてくれる葉緑素には口臭抑制作用があります。

**◎キシリトールガム**

ガムによって唾液を出し、口の中の乾燥を防ぐことができます。水分を取って、ガムを噛んで唾液を出すことは、食後の口の中の洗浄と口臭予防の役に立ちます。

しかし、ガムに砂糖が含まれていると、虫歯菌のエサになってしまいます。歯科用のキシリトールを高配合したガムは、虫歯の発生や進行を防いでくれます。これは、砂糖とは対照的な効果と言えるでしょう。妊娠中に噛むと、母体だけでなく赤ちゃんにも効果があることがわかっています。人工甘味料のキシリトールは甘味が長く続かないので、同じく人工甘味料のスクラロースを少し配合した長続きタイプもあります。

マナーの問題があるため、ビジネスシーンでは問題があることもあるでしょう。また、顎の関節に負担がかかるため、私はあまり推薦はしません。

**◎牛乳**

ニンニクの口臭は牛乳で対策しましょう。牛乳のたんぱく質が、ニンニク臭の原因物質であるアリシンの生成を防ぎます。できれば、牛乳は食後ではなく食前に飲むことでニンニク臭の根本原因であるアリシンの生成を防ぎ、高い口臭予防効果を発揮できます。豆乳やヨーグルトでも効果があります。

さらに、食後のすばやい歯磨きは、口の中の汚れを取り除いて口臭を抑えてくれるでしょう。この2段階の口臭対策なら、口腔内のニンニク臭も体内から発生するニンニク臭もかなり減らしてくれるかもしれません。

**◎ヨーグルト**

ヨーグルトには口臭予防効果があります。ヨーグルトに含まれる乳酸菌やビフィズス菌は腸に届く前にほとんどが死滅してしまいますが、死んだ菌は常在菌のエサとなって常在菌を増やす作用があります。起き抜けに食べることで水分の補給に役立ちますし、柔らかさが朝の腸の負担になりません。

また、他の食品と比べてもフルーツとの相性がよく、水溶性食物繊維やビタミンなどの栄養素が摂取できます。タンパク質分解酵素には、口臭の原因となる舌の汚れを取り除く働きがあります。グラノーラやコーンフレークにも合います。牛乳よりもコーンフレークを湿らせる速度が遅いため、おいしく食べることができます。このコンビはバランスの取れた食品になるため、栄養の偏りを防ぐこともできます。

コーンフレークは甘みがあるため、ヨーグルトは無糖タイプのものが合います。また、ヨーグルトは舌に付着して残りやすいため、食後はうがいなどで取り除くことを心がけましょう。

プレーンヨーグルトにレモンジュースを垂らすと爽やかな味わいが楽しめます。レモンジュースには抗菌作用があるので、口臭の原因となる細菌を除去しますし、ヨーグルトに含まれる善玉菌は、口の中の常在菌のバランスを回復させてくれます。

**◎柑橘類・梅干し**

オレンジを食べると口臭が軽減した経験はありませんか？　それが、シトラスブラストとして知られている清涼効果です。レモンやみかん、グレープフルーツなどの酸っぱい食べ物には、クエン酸が多く含まれます。クエン酸は殺菌効果が非常に高いため、口の中の雑菌が増えるのを防ぐ働きがあり、唾液の分泌を促進して乾燥を防いでくれます。

同様の効果が梅干しにもあります。ともに口の中をさっぱりさせてくれます。

**◎グレープフルーツ種子エキス**

グレープフルーツ種子エキスを水などに混ぜて飲むと良いようです。歯ブラシにつけて、歯にやさしく擦り付けます。口腔内細菌の歯周病、虫歯菌、口腔カンジダ菌、インフルエンザウイルスから、ピロリ菌にも効果があると言われています。この柑橘類のエキスは口の中を殺菌し、口臭を消してくれます。

**◎パイナップル**

口臭の原因となる舌の汚れは、おもにタンパク質からなります。パイナップルにはタンパク質の分解酵素が豊富に含まれているため、舌の汚れを分解して口臭を防ぐことができるのです。

キウイフルーツやイチジクにもタンパク質分解酵素は多く含まれていますが、いずれも加熱すると酵素が働かなくなってしてしまうので、これらのフルーツは生のままで食べるようにしましょう。

**◎グアバ**

グアバも口臭に効くことが知られています。この果物は一日中いつ食べても効果があります。切り分けて、塩と黒コショウの粉をふりかけて味付けしてもおいしく食べられます。

ビタミンC、タンニン酸、リンゴ酸、シュウ酸が豊富なグアバは、出血や歯茎の病気、口臭を軽減します。知覚過敏にすら効果があるという評判があります。この不思議な果物を食べて、口の健康を改善しましょう

### ◎生姜

体を温める効果で有名な生姜には、抗酸化、抗炎症、抗菌などの健康にいい効果があり、口臭改善につながる効果もあります。

生姜の根をすりおろして絞り、新鮮なジュースを抽出します。チューブの生姜でもＯＫです。生姜ジュースを温かい湯で溶いて生姜湯をつくり、うがいしてください。

生姜に含まれるジンゲロールとショウガオールという二つの成分は、臭いのもととなる成分を分解して口臭を防ぐ働きがあります。さらに、唾液の中にあるチオールオキシダーゼという成分を16倍にまで増やします。食べ物が胃から出る速度、腸の運動性など、胃腸の調子を改善する可能性があります。吐き気を和らげる効果もあると考えられています。

### ◎オイルプリング

バージンココナッツオイル大さじ1杯ほどでうがいをする方法があります。プラークがオイルに溶けやすいため、プラークの除去を促す効果があると考えられています。ココナ

ッツオイルには、抗炎症作用と抗菌作用があります。ココナッツオイルの代わりに、より手軽なオリーブオイルやひまわり油、ゴマ油を選ぶこともできます。

いつぞや、海外で歯が白くなると話題になりましたが、そういった効果はありません。歯磨きをした上での補助的役割になります。

ユーカリオイルなど、より強い殺菌、鎮痛効果などをうたうブレンドされたオイルがいろいろと販売されています。

◎ハーブ

大昔から、口臭予防のため、世界中でさまざまな形でハーブが噛まれています。パセリ、ミント、ローズマリーやスペアミント、タラゴンからバジルまで、これらのハーブはすべて、即座に息を爽やかにしてくれます。口の中をリフレッシュし、食べれば消化管内の殺菌をしてくれます。現代でも、新鮮な葉をそのまま噛んだり、食べ物の飾りとして添えたり、煮出してお茶にして飲んだりします。

普段の食事にパセリを取り入れることで、消化を効率よくラクにするだけでなく、口臭の予防としても有効です。パセリに含まれるクロロフィルには抗菌作用があり、口や喉から臭いの原因となる細菌を除去してくれます。

◎**フェンネルシード**

フェンネルシードを噛んで食べると口臭予防になります。カレーのスパイスにも使われ、インドの料理文化に欠かせないフェンネルシードですが、そのまま食べることもできます。さらに、口臭を防ぐだけでなく、お腹の張りや食欲の抑制、むくみの改善、良質な睡眠を導いてくれる効果まであるので、ダイエットにもオススメです。

特に魚との相性がいいことで知られており、魚のスープやソースなどに使われるだけでなく、食感を活かしてパンや焼き菓子に混ぜることもあります。ハーブティー、リキュールの原料などにも利用されます。

◎**カルダモン**

バニラとサフランに次いで、世界で3番目に高価なスパイスともされているカルダモンは、カリウム、カルシウム、マグネシウムなどのミネラルが豊富です。スパイスとしての有用成分を含んでいるのは、鞘の中の黒くて四角い種の部分のみですが、緑色の鞘を丸ごと噛むか、鞘の皮をむいて中の種子を噛んでください。鞘は食べることができます。

カルダモンは、インドでは昔から食後に食べられてきました。消臭剤として口臭を軽減し、その香りで悪臭を隠してくれます。ニンニクやタマネギ、または他の強い匂いのある食べ物を食べた後、カルダモンを鞘ごと口に入れることで効果があります。炭酸水、レモンと一緒に、ミキサーなどで挽いたカルダモンを混ぜ込んでもおいしく飲むことができます。

**◎シナモンとハチミツ**

シナモンパウダーをお湯で溶いたものにハチミツを加え、歯磨き後にマウスウォッシュのように口の中をすすぎます。シナモンとハチミツはどちらも抗菌作用があり、口内を消毒して浄化してくれます。口の中が甘くなるので水でうがいしたほうがよさそうです。

**◎ココア**

カカオポリフェノールには、歯周病予防や口臭を減らす効果があります。1杯のココアに含まれるポリフェノールの量でも十分な効果が期待できますが、砂糖は歯周病菌を繁殖させて口臭を悪化させる原因となるため、砂糖不使用のピュア・ココアを選ぶようにしましょう。

## ▼口臭を予防する食べ方

口臭を予防するには、何よりも規則正しい食生活を送ることが大切です。食生活が乱れると口臭も悪化します。朝食を抜く方も多いと思いますが、起きたばかりは口が乾きやすくなっているため、朝食をしっかりとることが大切です。また、3食ともバランスの良い食生活を心がけましょう。

早食いや大食いは胃に負担をかけるだけではなく、口臭に発展することがあります。よく噛んで食べましょう。口をよく動かすことで、唾液の分泌が促されます。柔らかくて噛まなくても食べられるものでも、よく噛んで食べることを意識しましょう。口臭を日頃の心構えで抑えるためには、ゆっくりよく噛んで食事をする習慣をつけることが重要です。

日常の生活の中で、水分をたくさん摂りましょう。口の中が乾燥することによって口臭が発生することがあります。唾液の量を増やすため、体の水分量にも気をつけましょう。

## ▼プロバイオティクス（バクテリアセラピー）

プロバイオティクスとは、「生命に有益な」という意味で、人間の健康に良い影響を及ぼす生きた菌のことを指します。このプロバイオティクスを活用することで、口のバクテリアバランスを整え、口臭対策を行なうことができます。

急速に浸透しつつあるプロバイオティクスは、健康の維持に役立つため、歯科においても予防診療などに取り入れる医院が増えています。腸内細菌叢《さいきんそう》（腸内フローラ）の状態が全身の健康に大きく関わることが解明されたのを始め、腸ばかりでなく細菌の種類や数が非常に多い口の中においても重要視されています。特に副作用がなく、定着率の高いヒト由来の乳酸菌は扱いやすく、高い効果を上げることがわかってきました。乳酸菌は0歳児から高齢者の方まで、どれだけ服用しようとも体に害がなく安心して使えます。

善玉菌が口の中に留まることで、虫歯や口臭の原因となる悪玉菌を抑制することができます。その中には、口臭の原因物質である硫化ガスをつくる菌も含まれるため、口臭対策としての働きも期待できます。

タブレットやヨーグルト、歯磨き粉などの種類が販売されています。

たとえば、ロイテリ菌という菌はヒト母乳由来の乳酸菌で、大枠としてはヤクルトなどと同じような分類です。ロイテリ菌はプロバイオティクスの要件をすべて満たしており、生きて腸まで届きます。ただし、摂取後にマウスウォッシュなどでうがいをすると、ロイテリ菌も他の菌と一緒に殺菌されてしまいます。

ＩｇＹ抗体は鶏卵の卵黄から抽出される抗体であり、自然由来の成分になります。東京理科大学名誉教授である村上康文氏が開発したｍｕｒａｋ抗体を配合した、口臭を抑えるスプレーやミストも市販されています。

## ▼癒しを求めて

口臭が発生するメカニズムのひとつに、ストレスや緊張があります。

生理的な口臭はごく自然なものではありますが、人によってはとても気になるものです。おもにストレスや緊張によって生理的口臭が強くなってしまうケースがあります。不安や緊張は口臭を発生させますが、緊張して喋れなくなり口を閉じ続けると口の中のガスが濃くなってしまい、喋り始めに口臭がします。

また、自臭症はおそらく患者さんの心や生活環境に原因があり、歯科医院での処置には限界があります。しかし、これらの深刻な症状も、ストレスや癒しの不足が原因だとすれば、もっとリラックスして、自分を取り戻すようにすればきっと元気になるはずです。

ここで紹介するリラックスセラピーは、人が本来もつ力を引き出して自然的に療法していくものになります。専門性に富んだ医療行為なのですが、残念ながら保険は適用されていません。

セラピーには、大きく四つほどのジャンルがあります。

1．医療系セラピー
2．ボディ系セラピー
3．メンタル系セラピー
4．リラクゼーション系セラピー

医療系セラピーは、あん摩マッサージ指圧、はりやお灸。また作業療法士などが行なうものです。国家資格を持った人が行なっていることが多いようです。

ボディ系セラピーは、エステやカイロプラクティック、足つぼなど、街で見かけるマッサージ店がこれにあたります。

メンタル系セラピーは、心理療法やカウンセリングを通じて行なう施術です。よく知られた治療の中には、医療行為になるため、医師でないとできないものもあります。

リラクゼーション系セラピーは、おもにストレスの緩和や軽減を目的に、癒しを提供するものです。アロマセラピーやフラワーセラピーなどがあり、おもに視覚や聴覚にアプローチして体をリラックスさせるのが特徴です。触覚を刺激することもあり、マッサージとの境界が曖昧なこともあります。

では、このリラクゼーション系セラピーを中心にお話ししていきましょう。

## ▼アロマセラピーのススメ

リラクゼーションを目的にしたセラピーのなかでも、最も普及し知られているのがアロマセラピーではないでしょうか。

アロマセラピーというのは、天然のエッセンシャルオイルを使った、心と体に働きかける芳香療法のことです。ストレスや自律神経の乱れから来る不調などに対応できます。また、アロマは音楽と合わせることで相乗効果が生まれます。
「におい」は、臭《くさ》くていやがられるにおいと、何かを感じ取れるにおいに分けて考えることができます。あなたが発し、あなたを感じさせるにおいも大切ですが、あなたが嗅いで、相手をどんなにおいで受け止めるかも大切です。

いい香りを嗅ぐことは、心に良い効果を生み出します。さまざまな欲望をかき立て、やさしい香りや懐かしい香りに心がほどけていく感覚を味わうこともあるでしょう。

いい香りは、不安ホルモンであるコルチゾールの分泌を低下させ、ナチュラルキラー細胞の活性化による免疫力の向上、細胞のがん化抑制など、効果は多岐に渡ります。

森を歩くと清々しい気持ちになるのは、フィトンチッドの香りがするからです。森にはたくさんの死骸や枯れた草木がありますが、その腐敗した菌の香りに混じって、浄化する香りも漂っているのです。そのおかげで、私たちは森林浴を楽しむことができます。

香りはスパイスにも癒しにもなります。ただ、同じ香りでも感じ方は人によって個人差があるため、まずは自分が好きな匂いをひとつ見つけることから始めましょう。

## ▼香りの種類

鎮痛、殺菌、抗炎症作用などを体に働きかける場合は、香りの好き嫌いに関係なく作用しますが、リフレッシュやリラックスなど心にもたらす作用を期待するなら、好きな香りであることが最も効果があるとされます。

香りは大きく六つのグループに分かれます。同じグループ内の香りや隣り合っているグループ同士の香りは相性がいいので、ブレンドしてオリジナルのアロマをつくるときには参考にしてください。

**◎柑橘系：**さっぱりとした酸味を含むフルーティーな香り。
代表的アロマ〜オレンジスイート、グレープフルーツ、レモン、マンダリン、ベルガモット

**◎フローラル系：**甘く華やかな香り。優しげで気分が高揚する。
代表的アロマ〜カモミールローマン、ゼラニウム、ネロリ、ラベンダー、ジャスミン、

■香りのグループ

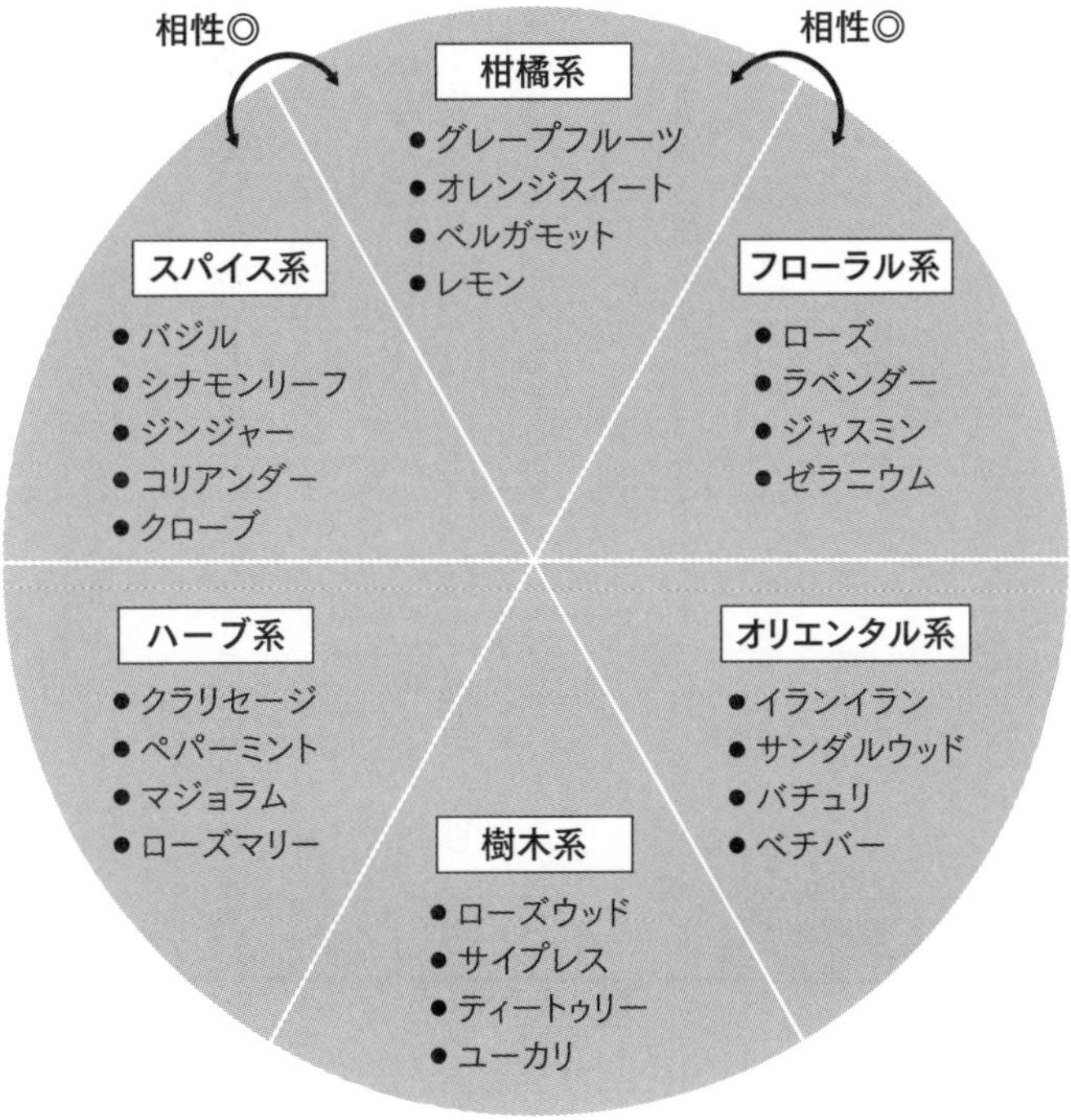
相性◎
相性◎
柑橘系
●グレープフルーツ
●オレンジスイート
●ベルガモット
●レモン
フローラル系
●ローズ
●ラベンダー
●ジャスミン
●ゼラニウム
オリエンタル系
●イランイラン
●サンダルウッド
●パチュリ
●ベチバー
樹木系
●ローズウッド
●サイプレス
●ティートゥリー
●ユーカリ
ハーブ系
●クラリセージ
●ペパーミント
●マジョラム
●ローズマリー
スパイス系
●バジル
●シナモンリーフ
●ジンジャー
●コリアンダー
●クローブ

ローズ

**◎オリエンタル系：**甘みと静けさが同居する、オリエンタルで個性的な香り。緊張をほぐす。

代表的アロマ～イランイラン、パチュリー、サンダルウッド、ベチバー

**◎樹木系：**森林浴の緑と木々の香り。ウッディな落着きと清潔さを感じる鋭さもある。

代表的アロマ～ユーカリラジアータ、サイプレス、ジュニパー、アトラスシーラー、ローズウッド。

**◎ハーブ系：**すがすがしい薬草の香り。草原を想い起こさせる爽やかな印象があります。

代表的アロマ～ペパーミント、ローズマリーカンファー、マジョラム、クラリセージ、フェンネルスイート

**◎スパイス系：**香辛料の刺激的な香り。すっきりとしていてシャープな印象が残る。

代表的アロマ～スターアニス、バジル、フェンネル、コリアンダー、シナモンリーフ、ジンジャー、ブラックペッパー

## ▼アロマセラピーの楽しみ方

**◎芳香浴**

ティッシュペーパーやハンカチに1〜2滴垂らして、デスクや枕元に置いて香りを楽しみます。香りが強くないので手軽に楽しむことができ、初めての香りなどにも最適な方法です。

アロマストーンに5〜10滴垂らして、戸棚の上などに置いて楽しむ方法もあります。アロマの量が多いので、ティッシュよりも香りが長持ちします。また、電気を使わないので安全です。

また、アロマポットやアロマディフューザーなどを使うなど、効果的に香りが広げることができます。香りの能力を引き出す最適な調整ができることも。アロマとセットの専用のものなど、高級なディフューザーもあります。

**◎沐浴**

湯を張った洗面器などに、あらかじめエタノール（消毒用アルコール）、植物油、乳化剤などを混ぜたアロマを入れ、よくかき混ぜてから手を浸ける方法です。温浴の効果があるので、体の冷えなどには効果的です。浴槽にアロマを入れる方法もありますが、アロマ自体は強い刺激のある薬品なので、あまりおすすめできません。バスタイムに楽しむ場合も、体を浸けるお湯とは別に、手を浸けるアロマのお湯をつくったほうがよさそうです。

**◎吸入**

カップに入ったお湯に精油を1〜3滴落とし、目を閉じて立ち上がる湯気を鼻や口から吸い込みます。呼吸器の不調を緩和し、ゆっくり呼吸することでリラックス効果も高くなる方法です。自分や周りの人が誤って飲まないように注意しましょう。

**◎フェイシャルスチーム**

湯を張った洗面器などに精油を1〜3滴垂らして、顔全面に湯気を当てる方法です。蒸気の力によって、顔のスチームエステにもなります。蒸気が逃げないよう、バスタオルを頭からかぶり、目を閉じてゆっくり呼吸することで効果を高めることできます。居眠りは厳禁ですので、もしものためにも熱くないお湯にしたほうが安全です。

**◎湿布**

洗面器に湯か水を入れ、精油を1〜3滴落とします。タオルを浸して軽くしぼり、湿布したい部位に当てます。温湿布は、肩こり、腰痛、生理痛など、冷えが原因で起こる慢性のトラブルに効果があるとされます。逆に、冷湿布は急性のトラブルに効果的とされており、筋肉痛や乗り物酔いを起こした場合に使えます。

その他、アロマの含まれたオイルなどを肌になじませてマッサージするなどの方法もあります。いずれの方法も、自分で配合したアロマを使ってもいいのですが、市販のアロマを使うほうがリスクも少なくて手軽でしょう。

## ▼目的に合った香り

- 緊張をほぐすためには、イランイラン、クラリセージ、ブルーサイプレスなど。
- リラックスには、入眠時にもよく使われるラベンダー、サンダルウッド、ベルガモッド。
- 胃もたれには、ペパーミント、ジュニパーベリー、ハッカなどのすっきりした香りはどうでしょう。
- 汗の臭いを消したいときは、レモン、パインニードルなど、フルーツの香りが最適です。

- 瞑想をするときにお香を焚く方は、パチュリー、オレンジスイートをお勧めします。
- 口臭予防には、森林を感じさせるティートリーが効果的です。ペパーミントとブレンドすると、よりフレッシュになります。

注意点として、アロマはキャンドルにすると高い熱により成分の変化があるので注意が必要です。

アロマを直接肌に塗ると、日光によって肌トラブルになるものがあります。直接肌に塗る場合は注意が必要です。いきなり顔に塗らず、腕など目立たないところに少しずつ使うことをおすすめします。

さまざまなトラブルの可能性があるため、どの香りもはじめは薄い濃度から始めましょう。

## ▼アロマセラピーの目的

アロマセラピーには、本能を目覚めさせるため、体にアプローチするという目標があります。においに限らず、好き嫌いは潜在意識によって決定づけられているのかもしれません。むしろ、嫌いなものにこそ、人生を豊かに生きるヒントがあると考えてはどうでしょうか。嫌いを無理に好きにする必要はありません。嫌いをそのままに受け止めることです。

ひとつの香りを好きになると、好きな人も増えていくことを実感します。嫌いな香りを好きな香りにブレンドして慣れると、その香りを嫌いではなくなっていくのです。香りの力で嫌いなものを改められると、心のゆとりが生まれます。すると、感謝の気持ちが心の中に現われてきます。

心と体が合う自分本来の状態を思い出し、不安がなく自分自身が揺るがなくなる。そうすると、身近な人の感情に心を寄せる余裕ができます。苦しみの人生から喜びへ、モノトーンからカラフルな人生になるのを実感します。人生にはたくさんの選択肢があることが見えるようになります。前向きに心が広がり、人生は自らつくりだしていけるものだと感じることになるでしょう。

日本アンチエイジング歯科学会では、このようなアロマセラピーを研修するプログラムもあります。

## ▼その他のセラピー

アロマセラピーのほかに、バルネオセラピー（温泉療法）・タラソセラピー（海洋療法）・ホーティカルチュアルセラピー（園芸療法）など、癒しの効果によって心を休める方法はいくつかあります。旅先でしっかりと体験できるホテルや旅館もあるようです。

バルネオセラピーは、温泉に入浴したり飲んだりすることで体調を整え、傷や病気を治療するものです。箱根の湯治やルルドの泉なども、それに当たるかもしれません。旅先の風景や人々との触れ合いなどもあり、刺激は単調ではないようです。

タラソセラピーは、海水を使ったプールなどでプールスティックとよばれるカラフルな浮きを使って、浮かんだり流されたりしながらリラックスするものです。

ホーティカルチュアルセラピーは、植物によって心を癒し、穏やかにするものです。植物は五感をさまざまに刺激するので、ただ存在するだけでも癒しになりますが。育てて面倒を見る園芸作業をすることで、植物の成長から人は自分の役割を見出し、自信や自尊心を感じます。また、花を咲かせることで、達成感や満足感、植物に対する期待や喜びを感じることができます。そうして、自分の存在を肯定できるようになるのです。

ただ、セラピーには怪しげなオカルトめいたものもあるので、自分の体と心を休めるのに適した対価を考えて参加するようにしてください。体のことだからと言ってお金も時間も使いすぎるのは、かえって疲れてしまうことになるかもしれません。

他にも、たくさんのセラピーがあります。

**◎感受性を刺激するもの**
アートセラピー
アニマルセラピー
フラワーセラピー
音楽療法／ハーモニックサウンド・ドレナージュ等々

**◎創造性を刺激して抑圧された自己解放を目指すもの**
ダンスセラピー（舞踊療法）／ダンスムーブメントセラピー
クリエイティヴ・セラピー（創作療法）／ロールプレイ
アレクサンダーテクニーク等々

## ▼匂いのある幸福な人生を

本書では、人間の体臭、特に口臭を中心にこれまでお話をしてきました。すべてのにおいを消してしまえと言っているわけではないことがおわかりいただけたかと思います。「におい」には、気にしてケアすべき不健康な臭いと、その人を感じられる健康的な匂いがあります。気にし過ぎて完全に無臭になろうとされる方もいますが、体の健康を考えると無臭は適切ではありません。

間違わないでいただきたいのは、においであなたのことを感じさせることは、決して迷惑ではないことです。何のにおいもしない正体不明の人間のほうが、気持ち悪くてヘンです。人のにおいは生きている証ですから、むしろ積極的にアピールすべきものと考えたほうがいいでしょう。今の私はこんな人間だ、と周囲ににおわせて、あなたも周りのにおいを嗅ぎ取り、ぜひ有意義な人生をお送りください。

いやな臭いを、お互い感じ合える「匂い」にして、もっと人が親しくなれれば、と願っています。においで離れた人たちは、においの問題が解決すれば戻ってきてくれます。それは、壊れた人生が元に戻るようなものです。

現代では、体臭も口臭も、ほとんどコントロールできます。ストレスによるにおいに困っている方も、「変えられるんだ」と思うことで心が明るくなり、活性酸素も減ってくることでしょう。それだけでも効果が現われるはずです。

中年男性が気にするオヤジ臭も、実はそんなに強く臭っていたりしません。中年男性の不快さは、日頃の態度の問題もあるのでしょう。

香水によるマスキングに頼らずとも、生活習慣の見直しを図ることでいやな臭いは改善できます。ぜひ、自分に合った香りによって癒しの時間をつくり、心をリセットしてみてください。

## ▼食事を楽しもう

本来、食事はおいしいものです。ところが、おいしいと言って食べている人の口の中がボロボロで、ろくにケアもされておらず虫歯だらけだったらどうでしょう。いくら食事のおかげで口臭が減ったからといって、口の中のプラークを全て食べてしまったのだと想像したら……。きっと幻滅してしまいますよね。

おいしい食事の匂いがわからなくなるほど、口臭が強くなってしまうことがあります。ひと口かじった後の、食べ物の断面からひどい唾液の臭いがしたら、せっかくの食べ物もおいしいと感じにくくなります。口の中が、汚れだらけ、ばい菌まみれで放置されていたら、どんなにおいしい食べ物も口臭と混ざった臭いにしかなりません。

食事で感じる香りには、2種類あります。

食べ物を口の中に入れる前、鼻で感じる香りは鼻先香といいます。また、食品を口に入れて噛んだときに、香りの成分がのどの奥から鼻に抜けて感じられる香りのことは、口中香と言います。

もし歯周病で口臭のひどい方が食事を楽しむならば、いったん息を吐いて食べ物を鼻先に近づけて匂いを嗅ぎ、口に入れたらなるべく鼻から息を出さないようにして、さっさと飲み込まないといけません。そんな人、いるわけがないとお思いでしょうか。何度言っても歯科医院に行ってくれない人の食事の様子を見ると、不自然に息を止めて食べている人がいます。鼻先で息苦しそうにちょっと嗅いで、飲み込むように食べています。本人はそうしていることを自分でわかっていません。いつの間にか無意識の習慣になってしまっているのです。

せっかく奮発した高い料理を無駄にして、おいしい匂いを感じないで味わうのは、どう考えても損な人生です。口の中のケアをしっかりして、生きる基本であり喜びである、食べることを台無しにしないようにしましょう。

さらに、それよりもっと恐いのは、その人は歯周病から重大な病気にかかり、早くに亡くなってしまう可能性のあることです。ショック過ぎる話ですが、決してないとは言えないことなのです。

## ▼情報に振り回されないで

口臭というのは、必ずしも歯科の処置の範囲とは限りません。この本でも、自臭症を取り上げました。読者の方は、きっと本書を読み終わる頃には不安になって歯磨きをしてみたりするでしょう。口の中を清潔に保つための意識づけになったならば本望です。しかし、気にし過ぎて不安につぶされないで欲しいのです。

テレビのＣＭは、生活消費財メーカーのものが数多く流れてきます。洗剤、石鹸、シャンプー、歯磨き剤など、清潔に保つための商品が盛んに宣伝されています。流し見ているだけで、特に気にならなければいいのですが、とにかく白く、とにかく綺麗でなければならない、と宣伝文句を信じすぎることで、心を追い込んでしまうことになりかねません。

息をさわやかにする商品だけでも、ガムやタブレット菓子、洗口液に歯磨き剤などがあります。有名な女優さんや素敵なモデルの美しい口元はこうやってつくられると言わんばかりにアピールしています。最近では、口腔洗浄機またはジェットウォッシャーという、家庭用なのに数万円もする高価なものも宣伝されています。メーカーによると、手磨きでは6割しか落とせない、ということらしいですが、少し大げさな気もします。確かに新製品には効果はありますが、人に不安をあおって高価なものを売りつけているようにも見えてしまうのです。魅力的な清潔ビジネスに、過剰に振り回されないよう留意したいものです。

まず、**日頃のケアを休まず行なうことが、全身の健康のために役立ちます。**過剰にお金をかけることでもありませんし、不安に陥ってあちこちの歯科医院に通うことでもありません。日本には歯科医院がとても多く、保険診療もきくため、いざというときは人任せにできるので、日本に住んでいるとついつい油断してしまいます。そういった意味では、国民健康保険のないアメリカを見習って、歯を悪くしたら大変なことになる、と必死でセルフケアすべきでしょう。

歯科医師のほうも、削って抜けば儲かる、という発想ではいけません。もちろん、多くの歯科医師が患者のことを親身に考えて良心的に治療を行なっているには違いありませんが、改めて、日本人の歯と口臭を真剣に守っていくべきだと思います。

# あとがきに代えて

「におい」は、自分の周りにまとわりついているものです。いってみれば、ファッションやアクセサリーのようなおしゃれアイテムとも言えるでしょう。その人を語るものでもあります。きちんとケアした体からごく自然ににおうあなたのにおいは、天然のアクセサリーと呼んで差し支えありません。自分のにおいは癒しの効果があります。選び抜かれた高級ホテルの枕よりも、普段の枕が落ち着くのは自分のにおいによる安心感があるからなのです。

ほんの少しのにおいでも気になるならば、なんとかおしゃれな匂いにデザインしてあげないといけないものかもしれません。好きな香水を選ぶことは、マスキングだけでなく、心を高揚させ、人生を豊かにしてくれます。特別な瞬間にはあってよいものでしょう。

あなたは、あなたの存在を感じさせるにおいをためらってはいけません。あなた本来の香りは、素敵な恋を呼ぶかもしれません。あなたが万全のケアをしてさえいれば、あなたの緊張から出る臭いなんかにロマンティックな雰囲気を乱されたりはしません。あなたからは、期待から出る甘く刺激的で、相手を魅了する匂いが漂っているはずです。見つめられてキスをするときも、もはや不安なことはひとつもないはずです。

あなたは普段から舌の体操をしているし、毎日のケアをしています。寝る前は、抗菌効果のあるマウスリンスなどで歯のコーティングもしているかもしれません。しっかりとケアしていて、定期的に歯科医師のアドバイスも受け、問題なしのお墨付きをもらっています。

もはや、不安から顔を背けてしまうこともありません。キスをするとき、見つめ合うはずの目を背けられるほど相手の気を削ぐことはありませんから。

もしあなたの口の中に、誰か他の人の唾液が入ってきたとしても、あなたの常在菌、そしてあなたの胃液があなたを守ってくれます。あと少し、素敵な思いをするまで、幸せになるために、恐れることは何もないと言えるように、万全なケアをしましょう。

匂いに対する意識の改善と向上を目指し、その人の素のフェロモン臭が良好な人間関係、何よりも大切な恋人との距離感がもっと近くなれば、私の仕事は大成功です。

我々の仕事は歯の **repair** だけでなく **cure** です。

患者の「患」と言う字は「**心**」に「**串**」。心に刺さった串を抜き、安心と快適な生活のために背中を押してあげるまでが私たち医療人の責任なのです。

2001年、たま出版から発刊の『口腔内汚染』の「あとがき」でも書きましたが、残念ながら歯は「**治る**」ものではなく「**治す**」ものです。一方で、治した瞬間から悪くなることも忘れてはいけません。

快適なQOL（クオリティ・オブ・ライフ）を送るために皆様が「におい」のAtoZから歯科医療の大切さを理解されて、優れた先生方と出会われることを願っております。

**謝辞**

たま出版から2冊目の出版を強く勧めてくれた、出版担当の山田氏、編集担当の中村氏、また、フリーコーディネーターの春日寛氏の頼もしい文章管理力、情報力のおかげで完成できました。本作が無事に9作目の著書となったことに深い謝辞を捧げます。

何よりも最後まで乱文乱筆に寄り添ってくれた風間裕美子さん、そしてクリニックのスタッフをはじめ、沢山のエールと共に、支えてくれたすべての人に心から感謝致します。

デンタルサンタさっぽろ　院長　坂本洋介

# 参考文献

『日本人はなぜ臭いと言われるのか』桐村里紗　光文社　2018
『なぜ一流の男は匂いまでマネジメントするのか？』五味常明　かんき出版　2015
『気になる口臭・体臭・加齢臭』五味常明　旬報社　2011
『40代からの気になる口臭・体臭・加齢臭』五味常明　旬報社　2004
『介護・臭いで困っていませんか』五味常明・須藤章　講談社　2001
『こんな歯医者に行ってはいけない』今枝誠司　講談社　2019
『もう、口臭で悩まない！』本田俊一　アーク出版　2015
『口臭バイバイ』内田安信　出版芸術社　1998
『これでもう大丈夫お口のニオイ』内田安信　リヨン社　1995
『世界の一流はなぜ歯に気を使うのか？』森下真紀　ダイアモンド社　2020
『やっぱり、歯はみがいてはいけない』森昭・森光恵　講談社　2017
『最新4訂版 アロマテラピー図鑑』佐々木薫　主婦の友社　2019
『医師が教えるアロマセラピー』川端一永・吉井友季子　世界文化社　2006
『香りの力で潜在意識を浄化する』齋藤穂乃花　フォレスト出版　2020
『新訂 字統』白川静　平凡社　2004
『歯のトラブルは万病の元』大原盛勝・北原文子　アントレックス　2015
『予防歯科最前線』本田典子　坂本洋介協力　小学館　2003
『キスの科学』坂本洋介　近代文芸社　2000

「銀歯を入れたサル」近代文芸社　１９９４
『口腔内汚染』坂本洋介　たま出版　２００１
『元気できれいは口もとから』坂本洋介　北海道新聞社　２００８
Dr.ＨＯＮＤＡ!口臭バイブル
https://www.honda.or.jp/breath/
８０２０推進財団
http://www.8020zaidan.or.jp
「口臭が気になり始めたら…気をつけるべき習慣は?」上田恵子
スターバックスコーヒージャパン健康保険組合Ｗｅｂ広報誌［マイウェルネス］
https://www.starbucks-kenpo.or.jp/my_wellness/mindset/list21.php
eーヘルスネット（厚生労働省）健康用語辞典
https://www.e-healthnet.mhlw.go.jp/information/dictionary
『口臭白書２０１９』ブレス・ハザードプロジェクト
https://gogohaisha.com/breathhazard/research/
『職場のニオイに関する意識調査２０１７（２）』株式会社マンダム
https://www.mandom.co.jp/release/pdf/2017053101.pdf
『女性は、やはりニオイに厳しい⁉〝汗臭〟と〝ミドル脂臭〟』株式会社マンダム
https://www.mandom.co.jp/release/pdf/2015060301.pdf
『72％がビジネスシーンで気になる口臭…その原因は口内環境にあり⁉』パナソニック株式会社プレスリ

リース　２０１７
（リンク先ＰＲＴＩＭＥＳ）https://prtimes.jp/main/html/rd/p/000000014.000008708.html
『平成28年歯科疾患実態調査』厚生労働省
https://www.mhlw.go.jp/toukei/list/62-28.html
『令和４年歯科疾患実態調査』厚生労働省
https://www.mhlw.go.jp/stf/newpage_33814.html
篠原先生の部屋
http://www.drymouth-info.net/doctor/shinohara/index.html
震災後に最も怖いのは肺炎だった、口腔ケアを！阪神淡路、東日本、熊本の震災調査で明らかに
https://jbpress.ismedia.jp/articles/-/46825
アロマテラピーの楽しみ方（日本アロマ環境協会）
https://www.aromakankyo.or.jp/
日本人は口臭を気にしている人が多い…?世界15カ国１５，０００人の調査をレポートします（サンスター）
https://www.club-sunstar.jp/article/column/oral/3340/#:~:text=1.%20%EF%BC%91%E4%BD%8D%E3%83%96%E3%83%A9%E3%82%B8%E3%83%AB%E3%80%81%EF%BC%92,%E3%81%A7%E3%82%82%E5%AF%BE%E7%AD%96%E3%81%A
日刊工業新聞　２０１２年7月20日「日本・アメリカ・ドイツのオーラルケア事情を徹底調査」
https://www.nikkan.co.jp/releases/view/125384

〈著者プロフィール〉

**坂本 洋介（さかもと　ようすけ）**

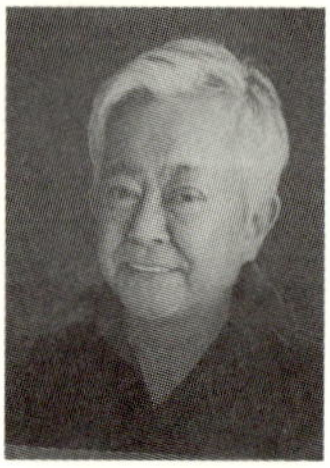

1958年生まれ。日本歯科大学卒業、UCLA及びUCSF CE終了。
1998年、日本人で初めて2つの米国審美歯科学会（AACD.ASDA）の認定医を取得。
元国際学士会会員。
international academy for dental faical esthetics フェロー
北海道障がい者歯科医療協力医
北海道がん診療医科歯科連携医療機関
日本訪問歯科協会　正会員
日本アンチエイジング歯科学会会員
日本歯科TC協会 Activity Leader

**口臭《こうしゅう》道徳のすすめ**


2025年2月12日　初版第1刷発行

著　者　坂本 洋介
発行者　韮澤 潤一郎
発行所　株式会社 たま出版
〒160-0004　東京都新宿区新宿1－10－2
☎ 03-5369-3051（代表）
FAX 03-5369-3052
http://tamabook.com
振替　00130-5-94804
組　版　マーリンクレイン
印刷所　エーヴィスシステムズ





ISBN978-4-8127-0476-9　C0047